HOʻOPONOPONO

AF269375

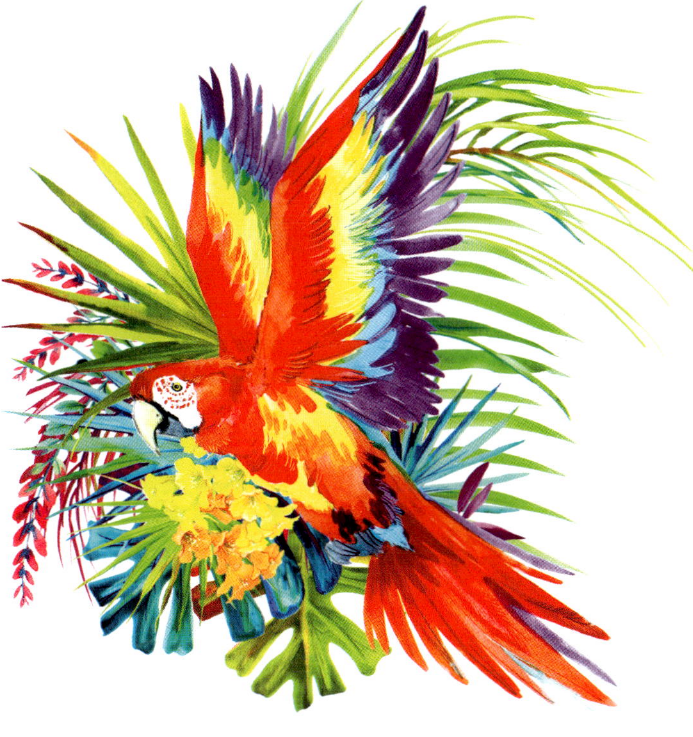

Me gustaría expresar mi agradecimiento a la tierra de Hawái y
a todos sus habitantes, pasados y presentes, por ayudarme a descubrir y
compartir el espíritu del pono.
También deseo agradecer a los maestros hawaianos por ayudarnos a entender el mundo.
Espero que este libro sea un digno homenaje a ellos.

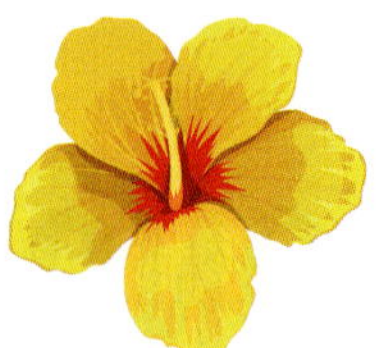

Malama pono!
('¡Asegúrate de ser pono!')

2ª edición: mayo 2025
Título original: Ho'oponopono. The Ancient Hawaiian Practice of Gratitude and Forgiveness
Traducido del inglés por Antonio Gómez Molero
Maquetación: Toñi F. Castellón

©   de la edición original
Carole Berger, 2019

©   diseño de interior y portada
Eddison Books Limited, 2019

©   de la presente edición
EDITORIAL SIRIO, S.A.
C/ Rosa de los Vientos, 64
Pol. Ind. El Viso
29006-Málaga
España

www.editorialsirio.com
sirio@editorialsirio.com

I.S.B.N.: 978-84-18000-81-2
Depósito Legal: MA-985-2020

Impreso en Imagraf Impresores, S. A.
c/ Nabucco, 14 D - Pol. Alameda
29006 - Málaga

Impreso en España

Puedes seguirnos en Facebook, X, YouTube e Instagram.

*Cualquier forma de reproducción, distribución, comunicación pública o
transformación de esta obra solo puede ser realizada con la autorización
de sus titulares, salvo excepción prevista por la ley. Diríjase a CEDRO
(Centro Español de Derechos Reprográficos, www.cedro.org) si
necesita fotocopiar o escanear algún fragmento de esta obra.*

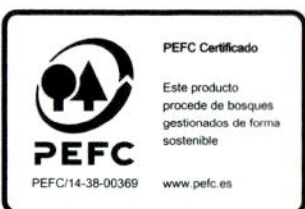

Carole Berger

HO'OPONOPONO

ANTIGUA PRÁCTICA HAWAIANA DE LA GRATITUD Y EL PERDÓN

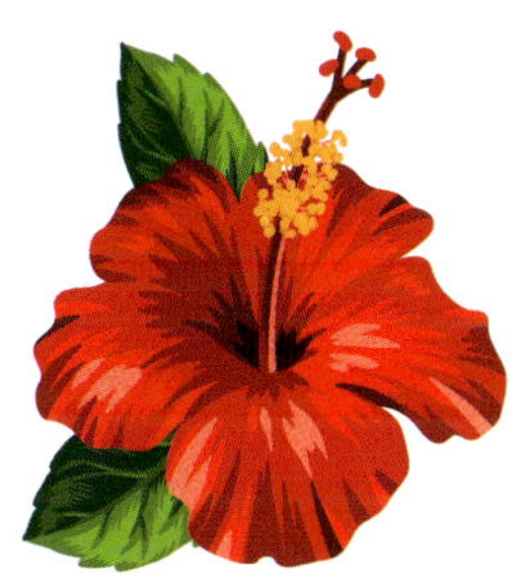

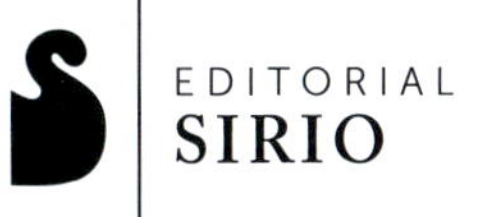

EDITORIAL SIRIO

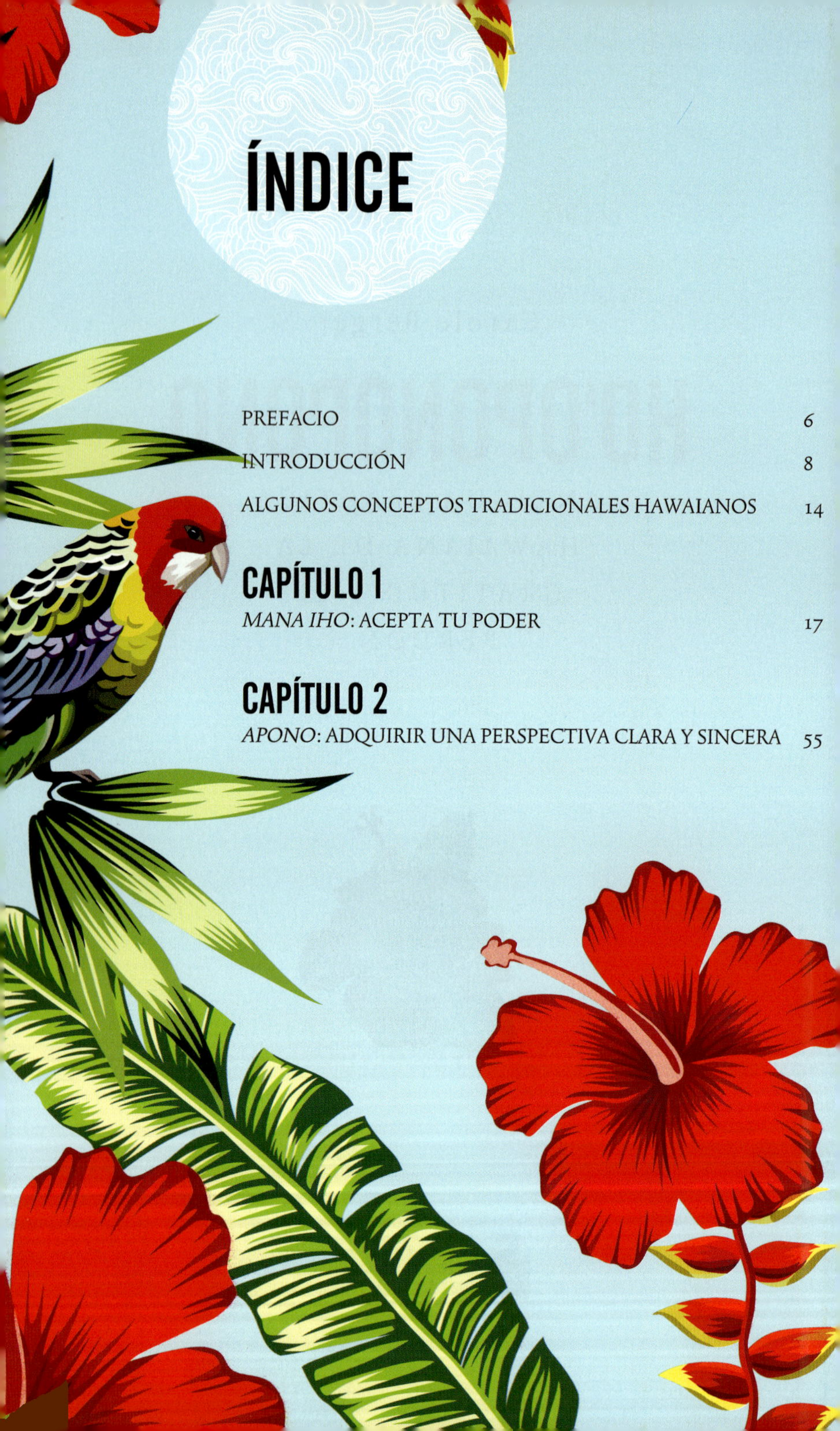

ÍNDICE

CAPÍTULO 1
MANA IHO: ACEPTA TU PODER

CAPÍTULO 2
APONO: ADQUIRIR UNA PERSPECTIVA CLARA Y SINCERA

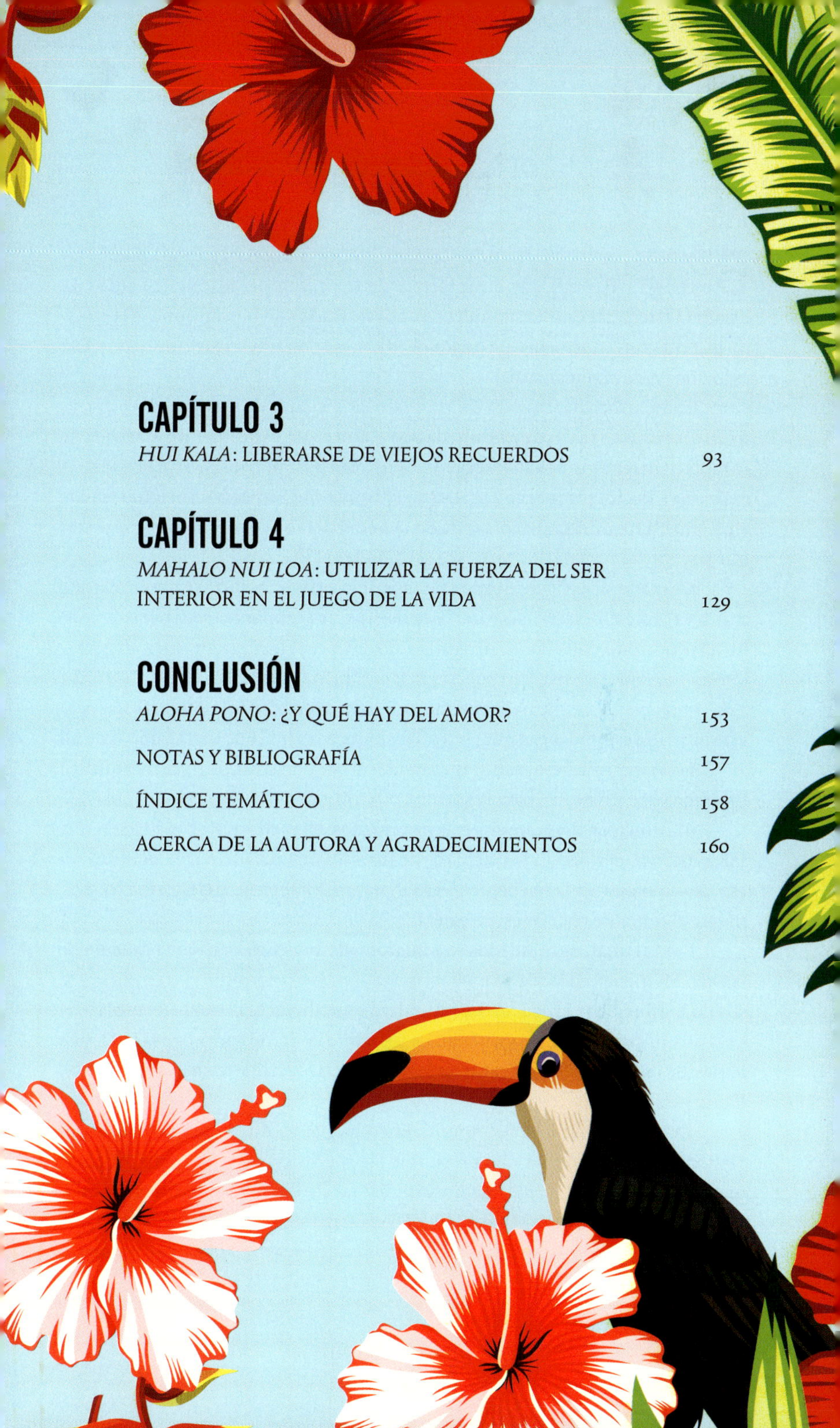

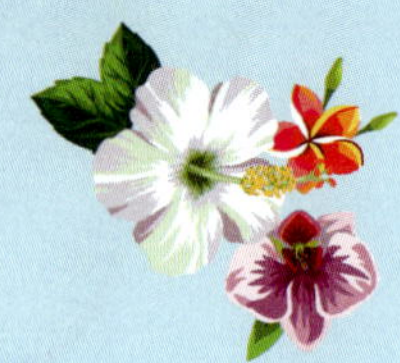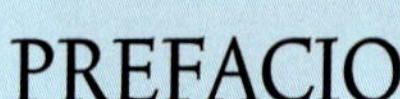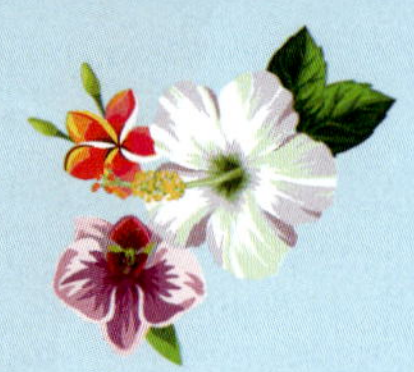

PREFACIO

El hecho de vivir en el mundo occidental moderno con frecuencia puede hacernos olvidar que hay otras formas de ver e interpretar nuestro entorno. Existen sociedades que llevan miles de años viviendo con percepciones del mundo que difieren enormemente de aquellas a las que estamos acostumbrados. Eso es lo que descubrí en Hawái.

Como urbanita, conocía únicamente los dictados de una sociedad centrada en el consumo masivo e impulsada por el dinero y el rendimiento. Cansada de competir, harta de mi vacío interior y angustiada porque me sentía al borde de la depresión, decidí romper con una sociedad que no me ofrecía soluciones y marchar lejos, a una tierra desconocida en la que esperaba encontrar las respuestas que necesitaba para darle de una vez sentido a mi vida.

De manera que lo dejé todo, me alejé de la vida de la ciudad y me embarqué rumbo a una exuberante isla verde, donde esperaba calmar esa sensación de confusión que tanto dolor me estaba causando. Una vez en la isla, me fui a vivir a kilómetros del pueblo más cercano, sin más compañía que la naturaleza. Cultivaba mis propias verduras, utilizaba el agua de lluvia, dependía de la energía solar para la iluminación y podía pasarme semanas sin ver a nadie. ¡Fue un cambio radical!

Esta tierra me hizo madurar y salir de mi pequeña cáscara humana, que me limitaba y me frustraba, para llevarme a otro mundo en el que todo era posible.

Al principio tuve que superar mis miedos: el miedo a la oscuridad en una selva ruidosa, el miedo a los ejércitos de insectos que invadían con facilidad mi espacio en medio de la noche, el miedo al fracaso, a haberme arriesgado excesivamente al tratar de vivir de esta manera.

Pero al final, estos miedos se acallaron y comencé a escuchar la canción de la vida. Mi mente, cansada de luchar contra el silencio, terminó por rendirse y se sumió también en el silencio. La naturaleza, que aborrece el vacío, reemplazó el caos de mis pensamientos por la dulce y pacífica contemplación de la vida: una fruta que crece, una flor fragante, la luna llena que lo baña todo en una luz brillante y misteriosa.

De manera gradual fui comprendiendo que yo no era lo que veía de mí misma, que era algo más que un simple cuerpo físico y que los pensamientos que habitaban en mi mente. Siempre me había sentido sola, pero ahora me estaba abriendo a una nueva percepción: no, no estaba sola, no estaba separada de lo que veía o escuchaba, no era esa pobre personita que se sentía triste y abandonada por todas las experiencias dolorosas de la vida. Era como si hubiera salido de la «matriz» impuesta por la sociedad y se me revelara otra perspectiva del mundo.

Conocí a hombres y mujeres maravillosos que me ayudaron a comprender todo lo que sentía y experimentaba y me permitieron entender mejor quién era y el motivo por el que sentía ese vacío tan grande en mi interior. Perforaron el absceso, levantaron el velo de las ilusiones y me permitieron acceder a otra realidad, llena de sentido común y sabiduría.

¿Era posible descubrir leyes universales? ¿Leyes en las que basarse para construir una vida mejor? ¿Leyes con las que vivir de otra manera, diferente a todo lo que había conocido? ¿Leyes que aparecen en las epopeyas y los cantos de la humanidad desde el principio de los tiempos? ¿Leyes que me guiaran hacia la armonía interior y hacia un remanso de paz?

Mis primeras guías fueron Nancy Kahalewai y la tía Mahealani. Mi viaje hacia esa paz interior esencial para el bienestar comenzó aprendiendo el masaje hawaiano y descubriendo las diferentes formas de ho'oponopono. Pero fue mi encuentro con los ancianos de Hawái y mi experiencia con ellos lo que permitió que otro yo, que va más allá de mis pensamientos y de mi cuerpo, surgiera de lo más hondo de mi ser. Poco a poco fui haciendo espacio para este ser interior que aún hoy continúa guiando mis pasos.

Por fin dispongo de herramientas para expresar mi «poder interior», el *mana* del que hablan los hawaianos. Cuando parecía que ya no había salida para mí, encontré la calma y la armonía interior para enfrentarme a un mundo que parecía haber perdido todo su significado.

Ahora, de vuelta en París, disfruto día a día eliminando mis pensamientos negativos y mis estados de ánimo limitantes y transformándolos en energía positiva. ¡Y me está haciendo mucho bien! Me encanta ver el mundo y todo lo que me rodea como energía, una energía en movimiento que puedo elegir dejar entrar en mi esfera... o no. Me planteo diversas decisiones que me permiten ver la vida en color o en blanco y negro, y me esfuerzo por asumir la plena responsabilidad por las experiencias que esta vida me brinda. Estoy conforme con dejar todo lo demás en manos de la energía universal.

Los ancianos están ahí para guiarnos. Nos toman de la mano y, como hacemos al contarle un cuento a un niño, nos guían en un viaje interior que nos lleva a encontrarnos a nosotros mismos y alcanzar un estado en el que podamos asumir serenamente la responsabilidad por nuestra vida. Nos ayudan a deshacernos de nuestros falsos recuerdos, nuestras creencias equivocadas y nuestras limitaciones, y a reemplazarlos por una vida plena de abundancia, alegría y paz.

Te invito a que tú también emprendas este viaje, para curar tu sufrimiento y disfrutar al máximo el regalo de la vida.

París, mayo de 2012

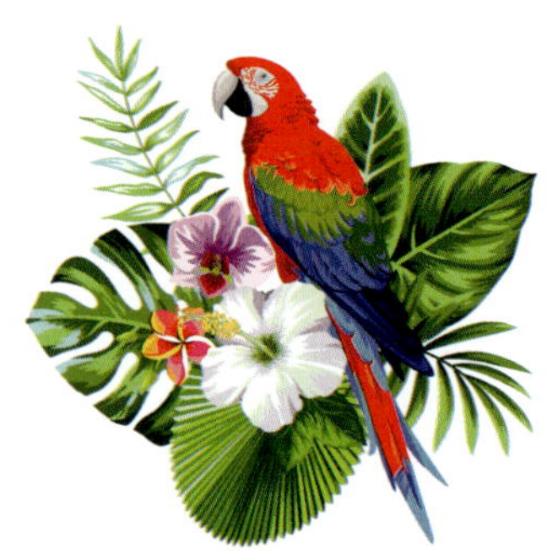

INTRODUCCIÓN

Desde la noche de los tiempos, los ancianos hawaianos han narrado leyendas sobre el mundo y la Tierra.

Sus palabras penetran en la mente de quienes las escuchan y graban en ella las leyes del universo. Saben escuchar al viento y los volcanes, conocen el lenguaje de las piedras y los animales. Son uno con todo lo que los rodea, están unidos a su familia y su clan. Ayudan a todos a entender mejor el mundo, incluso a los niños, transmitiendo las claves para interpretar la vida y orientarse en ella. Contemplan el mundo con los ojos de la unidad y la armonía.

Han comprendido que la energía universal (o el nombre que elijamos darle; los hawaianos la llaman *Ke Akua*) fluye a través de todos los seres vivos de la Tierra. Todo está conectado por esta energía, que da y mantiene la vida.

Con esta consciencia, vemos a cada persona como mucho más que su cuerpo físico. Los ancianos suelen decir que lo que es invisible para los ojos es tan importante como lo visible. Nuestro cuerpo es simplemente nuestra parte «visible». Sin el milagro de la respiración y la vida que fluye dentro de nosotros, no seríamos más que materia inerte.

Es la energía que vive en nuestro interior, y que nos abandonará cuando pasemos «al otro lado del arcoíris», lo que nos hace ser quienes somos.

No somos solo un cuerpo; en realidad, somos pura energía «materializada». El cuerpo es tan solo la parte más densa, la más visible; sin embargo, la vida propiamente dicha se desarrolla en otro lugar, en el reino de lo invisible, en la energía que nos hace vivir y da vida a todos los seres de la Tierra. Esto es lo que el tradicional *Aloha* celebra.

Aloha es una palabra poderosa que va mucho más allá de un simple «hola». Nos conecta a una única verdad: la de la energía. Para muchos, este término sigue significando: «Saludo en ti la energía universal; reconozco en ti más de lo que veo; reconozco en ti lo que también está en mí: la energía universal que fluye a través de nosotros y nos conecta». Vivir *Aloha* es tender un puente entre lo que veo (el cuerpo) y lo que no veo (la energía de la cual está compuesto). Seguir las enseñanzas de ho'oponopono es vivir cada momento en el mundo de las energías, aprovechándolas al máximo para estar en paz y avanzar en la senda vital; es comprender las leyes que rigen el mundo energético y sacar partido de ellas; es mostrar en cada pensamiento y acto una profunda reverencia por la vida en todas sus formas.

Descubrir estas enseñanzas y seguirlas nos proporciona claves invaluables para aprender a retomar la posesión de nuestra vida y nuestras experiencias en la Tierra. Podemos elegir hacer uso o no de estas leyes.

Ser *pono* es vivir en armonía con ellas. Es ser consciente en cada momento de estas leyes que gobiernan el reino invisible: leyes que nos arropan, nos nutren y nos permiten llenar, al fin, el vacío interior que nos causa tanto dolor.

La ley de la aceptación nos permite reconocer y aceptar que no vemos el «panorama general», y por lo tanto somos incapaces de entender y controlar todo. A diario experimentamos frustración porque nos negamos a aceptar situaciones que no hemos elegido: unos vecinos ruidosos, un trabajo difícil, una pareja que no cumple con nuestras expectativas, unos transportes públicos atestados, etc. Cada día tenemos que hacer cosas que no queremos hacer y terminamos enfermando. Estamos atrapados en un ciclo enloquecedor de energías negativas y frustraciones. Por un lado, tenemos las imposiciones y por el otro, nuestra resistencia a aceptarlas. El estrés, la fatiga, la depresión y la ira se convierten en parte de nuestro día a día.

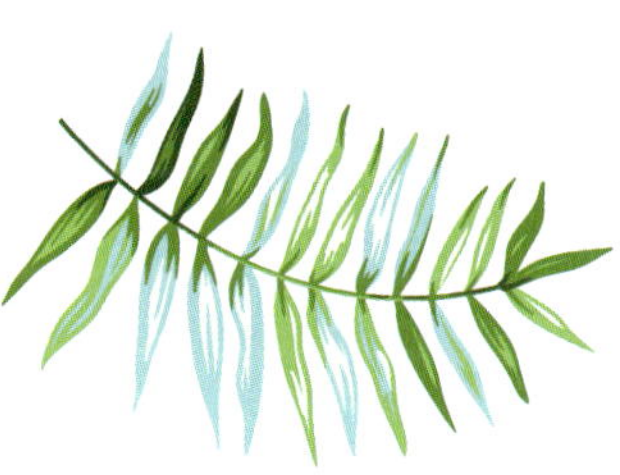

La ley de la aceptación nos ofrece una salida a este doloroso círculo dándonos el poder de elegir –a cada momento y con la conciencia tranquila– si, ante una situación difícil, continuamos con esta actitud destructiva de frustración o adoptamos una actitud diferente y aceptamos plenamente «lo que hay».

La ley de la gratitud nos abre los ojos a un mundo hermoso, a la abundancia de la naturaleza y a la magia de nuestras vidas. Nos permite conectar directamente con la Fuente (de la que hablaremos más adelante) y nos hace comprender la importancia de ver realmente lo que tenemos, quiénes somos y todos los insospechados regalos que la vida nos ofrece; y de estar agradecidos por todo ello. Todos tenemos el poder de conectar directamente con la fuente de energía universal, que nos nutre desde dentro, utilizando el poder de la ley de la gratitud. Sin embargo, hemos de estar dispuestos a contemplar el mundo con la mirada de un niño y notar lo que nos hace sentir bien, ya sea la belleza de una flor, la sonrisa de un amigo o la ayuda de un ser querido que nos alegra el día. Cada día hay motivos para incorporar la ley de la gratitud a nuestras vidas. Agradecer diariamente esas mil «pequeñas» cosas y hacer el esfuerzo de mirar el mundo con amor nos ayuda a llenarnos de una energía esencial para nuestro bienestar. ¿Qué pasaría si la transformación del mundo comenzara por cambiar nuestra propia perspectiva sobre él? Nuestra forma de verlo es una elección que hacemos a cada momento.

Entender la ley del perdón e incorporarla a nuestras vidas proporciona las claves para resolver numerosos conflictos internos. Es un remedio efectivo contra la culpa. La ley del perdón alivia las heridas del pasado y nos permite avanzar en la vida sin este peso sobre nuestros hombros.

Y luego está la noción de la manifestación y la ley del mismo nombre, que desarrolla el poder personal y nos permite cambiar nuestra realidad.

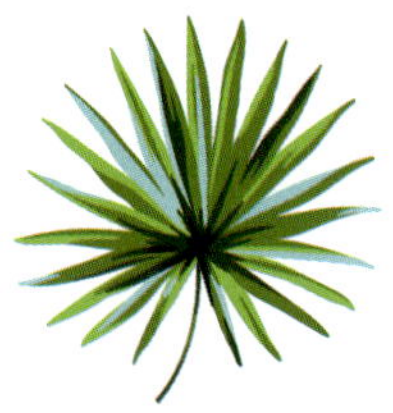

En el mundo occidental moderno, hemos decidido ignorar estas leyes en favor del mundo material. Hemos acordado que la materia es la única realidad. Sin embargo, para los sabios hawaianos, la razón de nuestro malestar interior es que hemos olvidado y descuidado nuestra verdadera naturaleza. Según ellos, somos seres de energía. ¿Y si tienen razón? ¿Y si lo único que sucede es que nos hemos olvidado de nutrir nuestro ser interior, que no está hecho de materia? Estamos tan ocupados alimentando nuestras ambiciones materialistas, buscando cada vez mayor comodidad material, que nos hemos olvidado de una forma igualmente importante de comodidad: el bienestar interior. El vacío interior que muchos sentimos no se puede llenar con cosas materiales. Todos lo sabemos por experiencia. A menudo pensamos que si tuviéramos más dinero, conseguiríamos por fin ser felices. Y puede que así sea, pero también podríamos tener más y aun así seguir con ese malestar, ese vacío interior que tan a menudo sentimos. Porque para llenar este vacío, lo material no sirve.

Los hawaianos lo entienden: saben que necesitamos más que comida, aire y confort material para vivir en armonía con nosotros mismos y con el mundo. La sociedad occidental ha tratado de hacernos creer que la comodidad material puede traernos felicidad, que el consumo desenfrenado nos llevará a una vida mejor.

Los sabios hace mucho que comprendieron que la insatisfacción permanente que observan a su alrededor, ese anhelo constante de tener cada vez más, enmascara otra realidad: estamos descuidando –peor aún: estamos sofocando– esta parte invisible dentro de nosotros. Para avanzar en el camino hacia la felicidad hemos de aceptar que no somos solo lo que vemos.

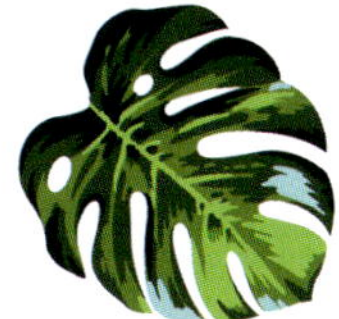

Ser *pono* consiste en decidir cuidar la parte invisible de nosotros mismos, que no es ni el cuerpo, ni los pensamientos, ni el ego. Esta parte, que es energía pura, necesita ser alimentada, como el cuerpo, pero es un tipo de alimentación especial que el respeto a las leyes de la energía universal y la práctica de estas leyes pueden proporcionar.

Nuestro periplo comienza por buscar y encontrar, más allá de nuestros cinco sentidos, la senda hacia otra percepción del mundo.

Los ancianos hawaianos entienden que para manejarse bien en la vida, es fundamental contar con herramientas que nos permitan ver la totalidad de la realidad y no solo la pequeña parte que es visible. Entienden las leyes del mundo energético, que pueden liberarnos de nuestras cargas y limitaciones. Entienden que la mente es engañosa y que, a menudo, la realidad es difícil de aceptar. Son partidarios del lenguaje de la intuición y conocen el poder de librarnos de viejos recuerdos y de todo lo que obstaculiza el cambio.

Los sabios de Hawái creen que estas leyes invisibles gobiernan el mundo tanto como las leyes económicas y las condiciones climáticas. Integrarlas en un nuevo plan de vida nos traslada del mundo material a un mundo donde todo es posible, donde nuestra libertad de crear y nuestro «poder personal» pueden desarrollarse, permitiéndonos hacer frente a la vida con la sabiduría de los mayores. Nos enseñan a cambiar los hábitos que nos hacen infelices.

SÍ, necesitamos un soplo de aire fresco porque estamos cansados de vivir asfixiados.

SÍ, podemos recuperar el control de nuestras vidas, sanar nuestro sufrimiento y hacer por fin las paces con nosotros mismos y con el mundo.

Cada uno de nosotros lleva en su interior algo que necesita curar para poder vivir en armonía consigo mismo y con los demás.

Hoy en día, las enseñanzas de los ancianos hawaianos de las «islas del arcoíris», como llaman a su archipiélago, resuenan cada vez con más fuerza en nuestra

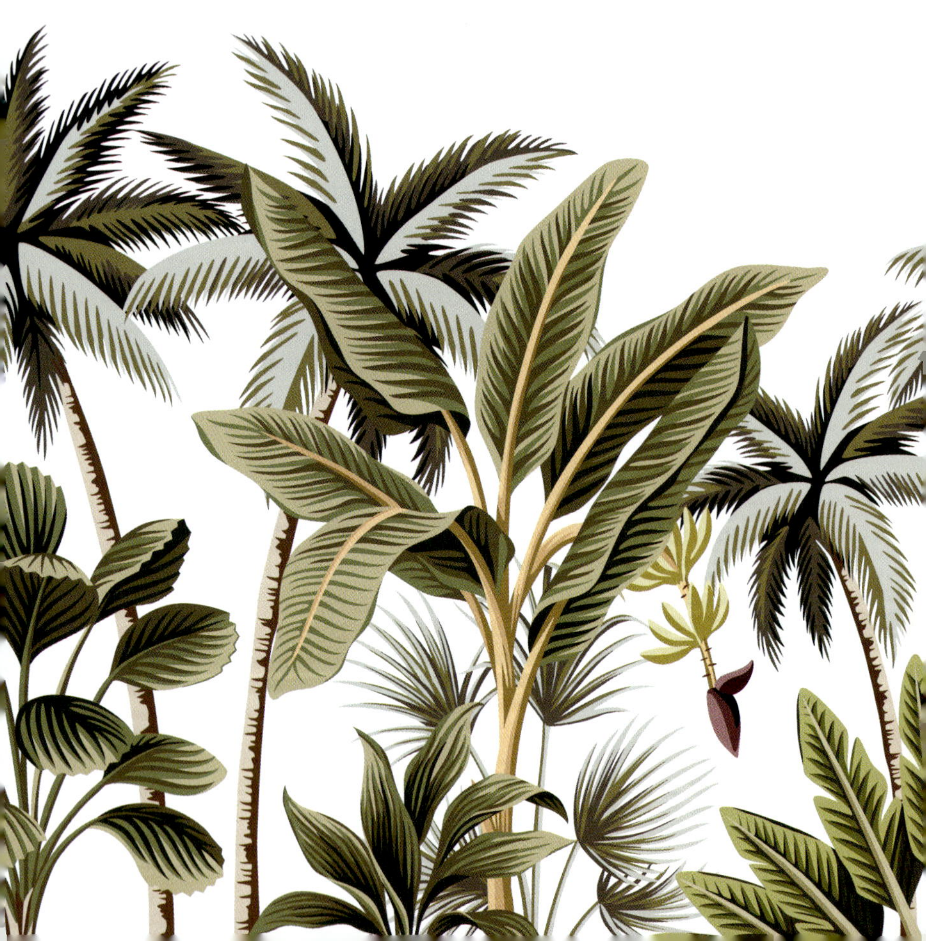

mente, agotada de buscarle significado a nuestra existencia. Hay que escuchar una y otra vez sus mensajes, que nos transmiten la sabiduría que puede guiarnos a una vida sanada de todo sufrimiento.

Sus palabras tocan nuestros corazones y nos conectan con nuestra verdadera identidad, la que es invisible y oculta.

Depende de nosotros tomar conciencia, aquí y ahora, de nuestra verdadera identidad, para «curar» nuestra vida de modo que esa alegría interior milagrosa pueda por fin manifestarse.

Los ancianos de las islas del arcoíris nos ofrecen otra perspectiva del mundo y nos enseñan a adoptarla. ¡Unámonos a ellos!

¡*Malama pono*! ('¡Asegúrate de ser *pono*!'). Disfruta del viaje...

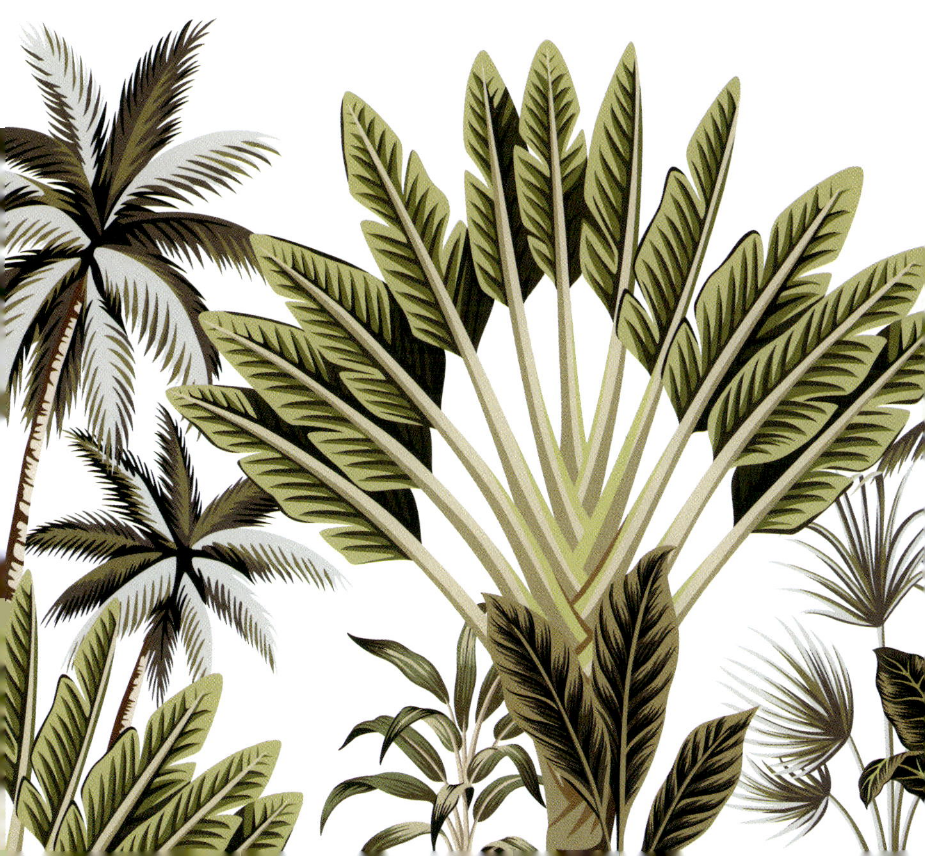

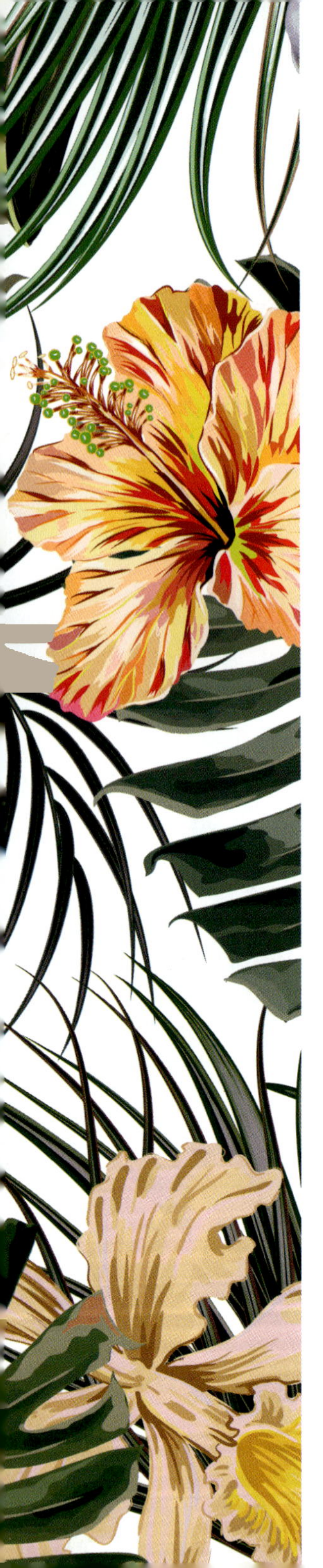

ALGUNOS CONCEPTOS TRADICIONALES HAWAIANOS

La tradición de los maestros hawaianos se ha transmitido oralmente de generación en generación a través de historias y mitos. El espíritu ho'oponopono, sin embargo, se ha perdido a lo largo de los siglos y se ha amalgamado con la nueva religión impuesta por los «invasores» de las islas. Hoy en día, quedan muy pocas familias que sigan respetando las tradiciones que existían aquí antes de la llegada del cristianismo. En Occidente se han escrito muchos artículos y libros sobre la tradición hawaiana, pero a menudo se ha intentado racionalizarla con conceptos muy alejados de la visión original. Para ello utilizan palabras impregnadas de psicología moderna que suelen estar muy alejadas del espíritu hawaiano.

El lenguaje hawaiano es bastante sencillo de pronunciar. Las vocales son como en castellano y la «h» es sonora: se pronuncia como «j».

AKUA: Es un término complejo que significa 'Dios', el ser divino, la energía universal, la fuente de todas las cosas, el gran espíritu.

AUMAKUA: Muchas tradiciones se han alejado de su verdadero significado. Representa «la esencia y el espíritu de cada familia»[1] e incluye a todos los que ya no están en la Tierra, los ancianos y los antepasados de la familia que simbolizan su historia. Cada familia venera su propio *aumakua*, que está simbolizado por un animal, un pez o un pájaro. Este animal es el símbolo de los antepasados y protege a la familia, que recurre a él siempre que necesita ayuda y consejo. El *aumakua* los guía por el camino de la vida. Los diferentes oficios y profesiones, ya se trate de bailarines o pescadores, también tienen su propio *aumakua*; creen que este los protege y que es el puente entre el mundo espiritual y el físico.

KAHUNA: El plural de *kahu*, un hombre o una mujer que se ha convertido en «maestro» de su arte, ya sea físico o espiritual. No todos los *kahunas* son brujos o «guías espirituales». A quienes, tras años de aprendizaje, adquieren un perfecto dominio de un arte –los profesionales que son respetados por su destreza– también se los considera *kahu*. El dominio del uso de las plantas medicinales (*laʻlapaʻau*) es un ejemplo.

KUPUNA: Estos son los ancianos, los sabios, los abuelos.

KUMU: El término con el que se denomina a alguien que transmite la tradición.

UHANE: Un término, a menudo mal traducido, que significa 'la parte divina de uno mismo'. Significa el reconocimiento del propio espíritu divino. Según la tía Mahealani, un estudiante se convierte en *uhane* cuando alcanza a comprender su verdadera naturaleza –que es la de un ser de energía– y decide recorrer la senda del despertar a las leyes del universo. Para marcar este pasaje, los *kumu* llaman a su estudiante *uhane* para recordarle su compromiso de avanzar en el camino hacia *pono*.

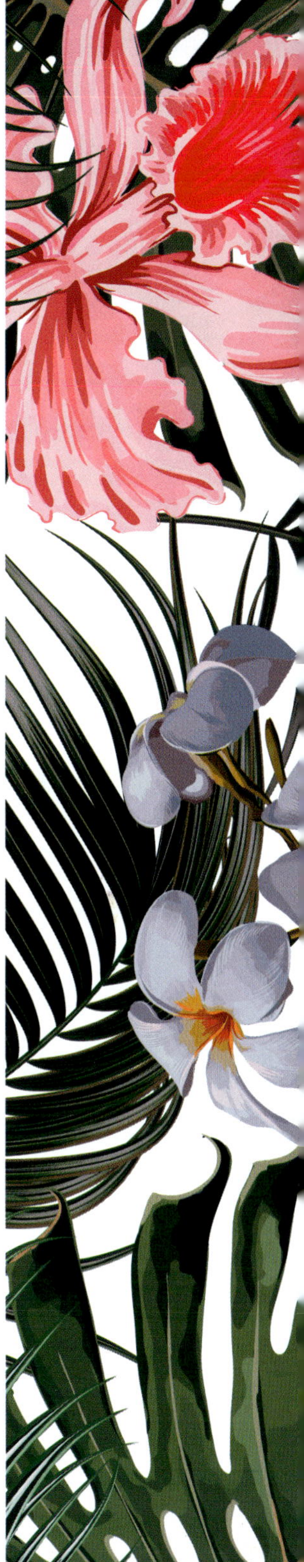

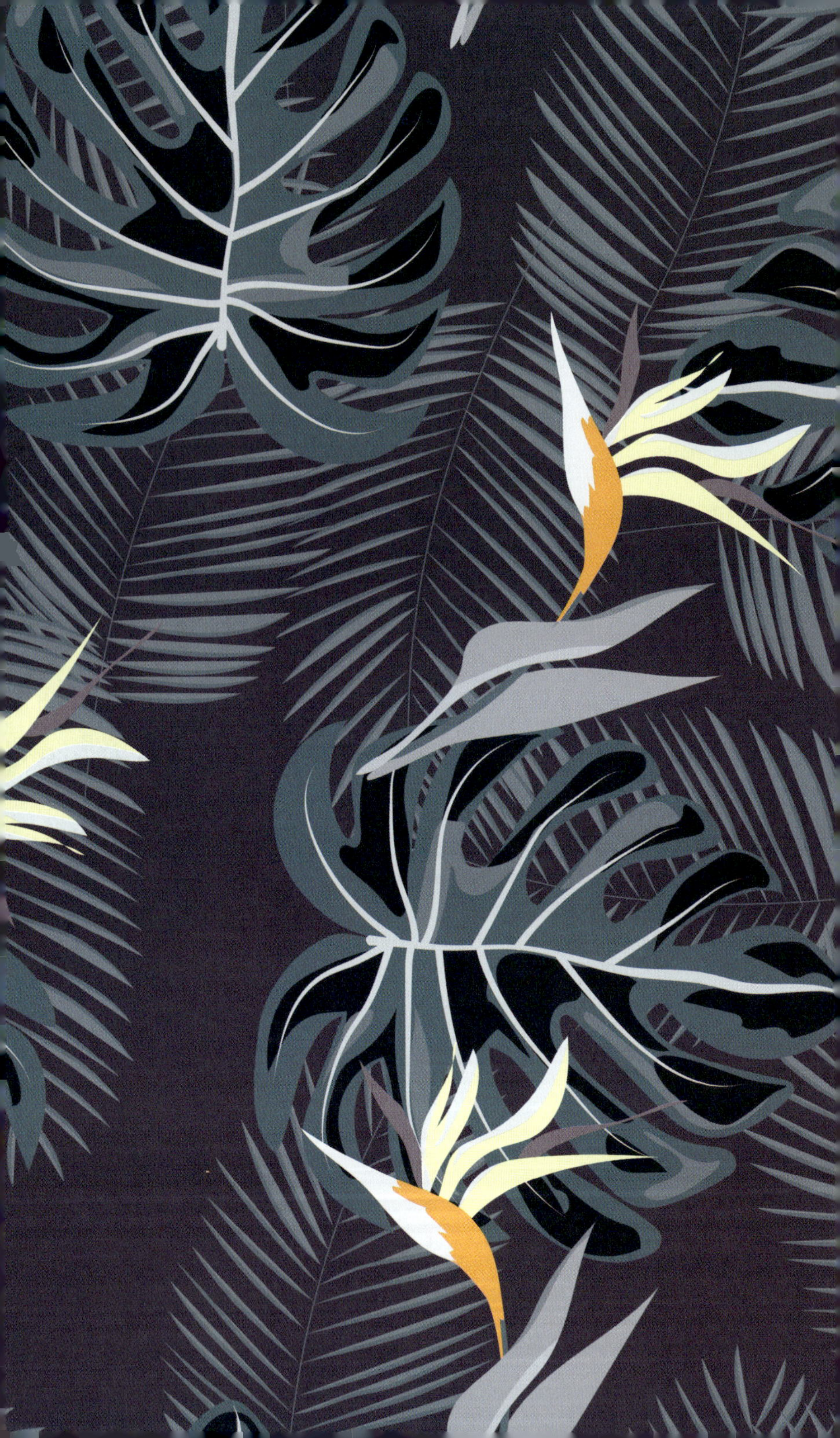

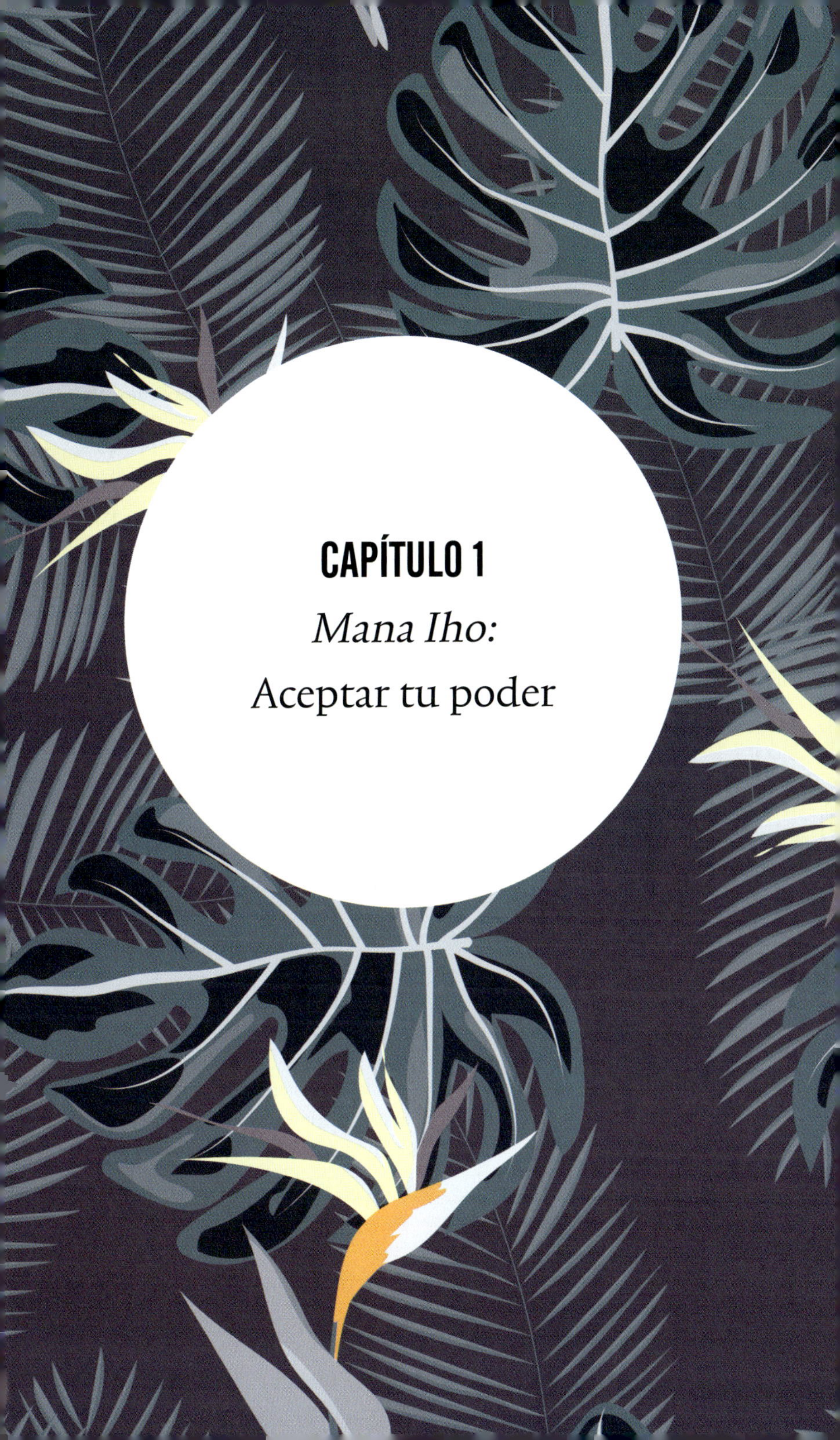
CAPÍTULO 1
Mana Iho:
Aceptar tu poder

Desde nuestros primeros años de vida, se nos ha hecho creer que carecemos de poder sobre el mundo que nos rodea y que debemos aprender a ser fuertes y soportar las dificultades de la vida.

Nos hemos criado creyendo que somos víctimas a merced de las circunstancias.

Si estas circunstancias son positivas, es fácil aceptarlas. Podemos decir que la suerte está de nuestro lado y que la vida es bella. En cambio, si las cosas empeoran (o nosotros lo vemos así), culpamos al resto del mundo y pensamos que la vida nos trata injustamente. Vivimos en la negación y no aceptamos lo que está pasando.

Los sabios de Hawái nos enseñan que tenemos el poder de cambiar nuestra realidad. Tenemos el poder de atraer a nuestras vidas ciertas experiencias que hemos «pedido», consciente o inconscientemente.

No somos títeres sino protagonistas de nuestras vidas. Somos capaces de influir en los acontecimientos y, lo más importante, de elegir cómo respondemos a ellos. Desde esta nueva perspectiva, vemos una imagen totalmente distinta. Podemos alterar el paisaje de nuestras vidas con nuestros pensamientos, nuestras intenciones y nuestra inspiración, y vivir de una manera diferente.

✿ Tenemos el poder de elegir nuestros pensamientos.

✿ Tenemos el poder de tomar a cada momento decisiones que nos permiten elegir el color del cuadro en el que vivimos.

✿ Tenemos el poder de controlar las emociones que pueden hacernos perder el rumbo y llevarnos a dramas internos y desastres imaginarios.

✿ Tenemos el poder de convertir en realidad, en el mundo físico, las ideas que desarrollamos en nuestros pensamientos.

Y es lo que sucede en nuestras vidas: tenemos el poder de elegir y podemos usarlo para convertirnos en los creadores de nuestras propias vidas. La vida es para vivirla, no para soportarla. A cada momento tenemos una elección: podemos tomar este poder y usarlo para nuestro propio bien, o podemos simplemente ignorarlo.

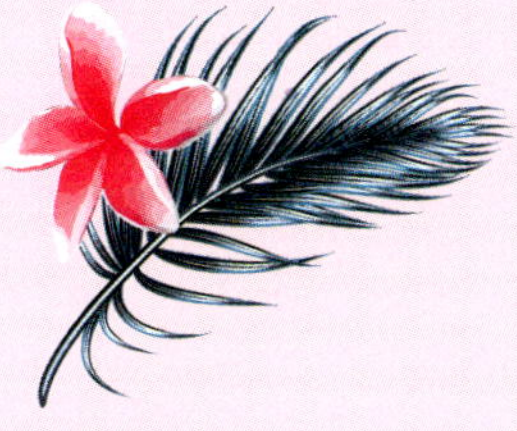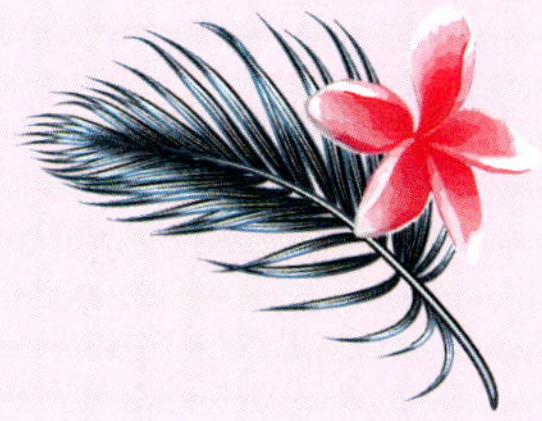

Los colores de un cuadro no dependen

de acontecimientos externos

sino de las decisiones del pintor.

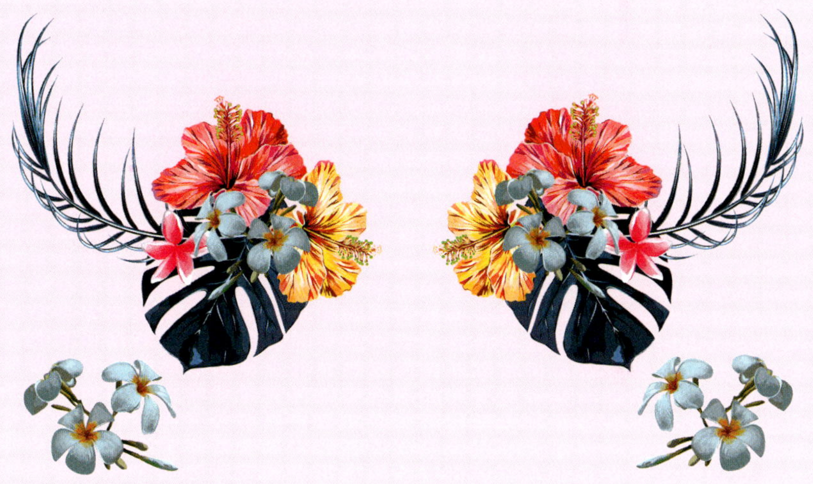

ADOPTAR UNA PERSPECTIVA DIFERENTE DEL MUNDO QUE NOS RODEA

El mundo occidental decidió hace mucho tiempo la visión que deberíamos tener de la realidad. Esta visión se basa en dos grandes principios que se han convertido en firmes creencias para nosotros, nociones que hemos tomado como verdaderas sin cuestionarlas nunca:

- Solo existe lo que se puede medir o ver.

- Somos mecanismos con capacidad de movimiento: el cuerpo y los cinco sentidos constituyen nuestra única realidad; no somos nada más que eso.

Esta visión del mundo es la que la sociedad nos ha impuesto como única posible, pero no es más cierta que las diferentes visiones adoptadas por otras culturas. Las certezas en las que basamos nuestras vidas son meras construcciones mentales. Es como si alguien nos hubiera colocado unas gafas que distorsionan la visión para que veamos el mundo solo de una cierta manera, y no seamos libres de desarrollar nuevas percepciones y habilidades sorprendentes.

La sociedad hawaiana ha optado por una interpretación de la vida diferente a la occidental materialista. Nos invita a descubrir esta otra realidad del mundo, imperceptible a nuestros ojos físicos, que sana nuestro malestar y nos hace más fuertes. Es una comprensión que nos libera de la esclavitud de vivir a merced de lo que nos sucede, para convertirnos en los protagonistas responsables de nuestras propias vidas.

Sin embargo, necesitaremos una gran dosis de coraje y una mente abierta: nunca es fácil concienciarse de que somos poderosos, y responsables de nuestras acciones, de las decisiones que tomamos en cada momento y de la manera en que vemos las circunstancias que determinan el curso de nuestras vidas.

Hay otra realidad que está emergiendo, más allá de nuestro cuerpo físico y de nuestros cinco sentidos habituales: la del mundo de las energías.

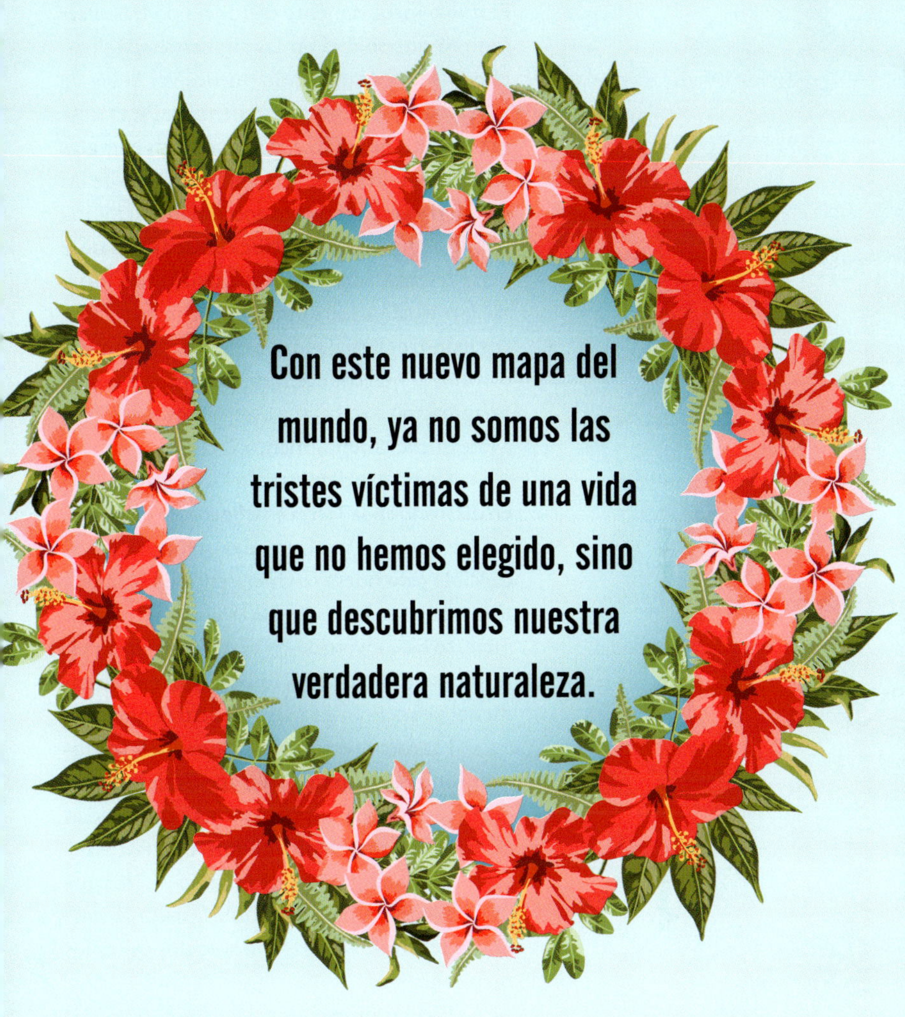
Con este nuevo mapa del mundo, ya no somos las tristes víctimas de una vida que no hemos elegido, sino que descubrimos nuestra verdadera naturaleza.

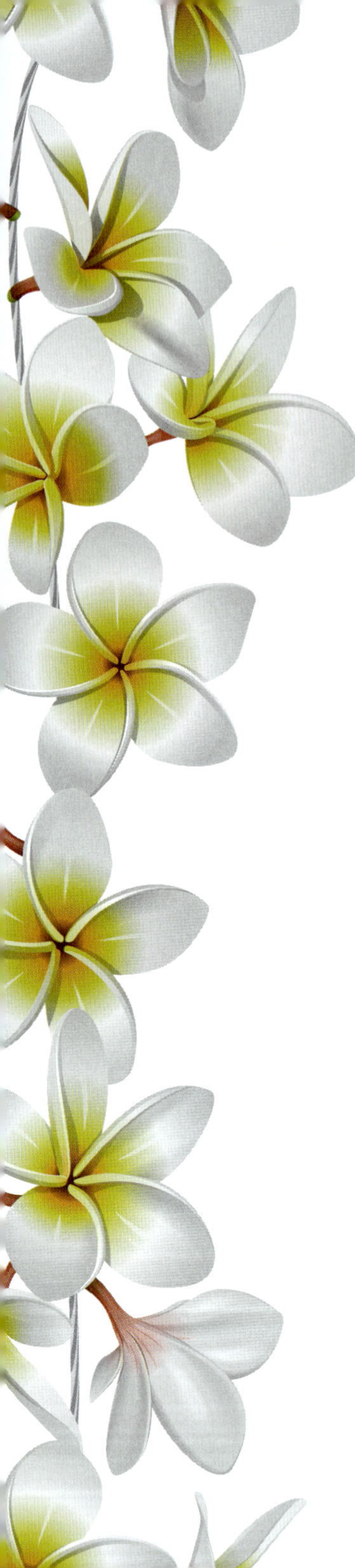

LA APERTURA AL MUNDO DE LAS ENERGÍAS

El único inconveniente es que no podrás «ver» todo lo que se dirá en las siguientes páginas. Usemos una analogía: no puedes ver la ley de la gravedad, solo sus consecuencias. De la misma manera, no serás capaz de ver estas energías en acción, solo sus beneficios. El mundo de las energías y las leyes que lo gobiernan son invisibles. Este mundo se percibe con sentidos muy poco desarrollados en nuestra cultura occidental: la intuición, la inspiración y la imaginación. Los maestros hawaianos nos llevan a un mundo distinto al que conocemos. Pongamos nuestra imaginación a trabajar y dejemos que nos lleve a este nuevo entendimiento.

Como han demostrado los científicos hoy en día, todo en la Tierra está hecho de una energía tan densa y «amalgamada» que se hace perceptible para nuestros cinco sentidos. Vemos y tocamos las cosas porque la energía, al condensarse, se ha convertido en materia; pero la materia es solo la punta del iceberg. En lo infinitamente pequeño, algo más está ocurriendo.

La materia está formada por energía, átomos, ondas y partículas en movimiento, que circulan en un vacío «ordenado». La comunidad científica ha empezado a nombrar los fascinantes fenómenos que está estudiando y de los que descubre un poco más cada día: la física cuántica y la teoría de cuerdas son solo dos ejemplos bien conocidos.

En el universo todo está compuesto por energías en movimiento que interactúan e intercambian constantemente información entre sí. En esta nueva visión del mundo, nuestro cuerpo no solo consiste en materia densa y sólida, sino también, y principalmente, en energía.

En realidad, la percibimos como sólida, podemos tocarla y es muy real; pero lo que percibimos es solo una pequeña parte de «lo que es». Esta aparente solidez no es más que un vacío lleno de energías en circulación. Si nuestros ojos fueran diferentes, seríamos capaces de ver más allá de la materia y de distinguir este movimiento perpetuo de energía.

Imagina que pudieras ponerte unas gafas especiales que te permitieran ver, más allá del mundo material, la energía que se mueve a tu alrededor: tú mismo, los demás, las mesas, las sillas, etc. Serías capaz de ver ondas de energía en todas partes.

Ningún tipo de materia –ya sea mineral, vegetal, animal o incluso fabricada por el hombre– tendría una densidad real. Solo verías miles y miles de millones de átomos organizados en diferentes formas y combinaciones y, entre estas formas, ondas de energía, moviéndose a través de estos átomos, entrando y saliendo de ellos, en una corriente infinita de ondas en movimiento, comunicándose entre sí e intercambiando información y datos.

Es sorprendente cuando lo piensas: llevamos milenios basando nuestras vidas en una creencia limitada, simplemente por las limitaciones de nuestros cinco sentidos. ¿Somos capaces de oír el eco de los sonidos que el murciélago emite para encontrar su camino en la oscuridad? ¿Tenemos una vista tan aguda como la del águila, que distingue a su presa desde las alturas?

Si solo confiáramos en lo que vemos, creeríamos que el sol gira alrededor de la Tierra y no al revés. ¿Vemos o sentimos la fuerza de la gravedad, que hace que un objeto caiga al suelo? No. Sin embargo, lo cierto es que esta ley de la gravedad existe, y nadie la cuestiona.

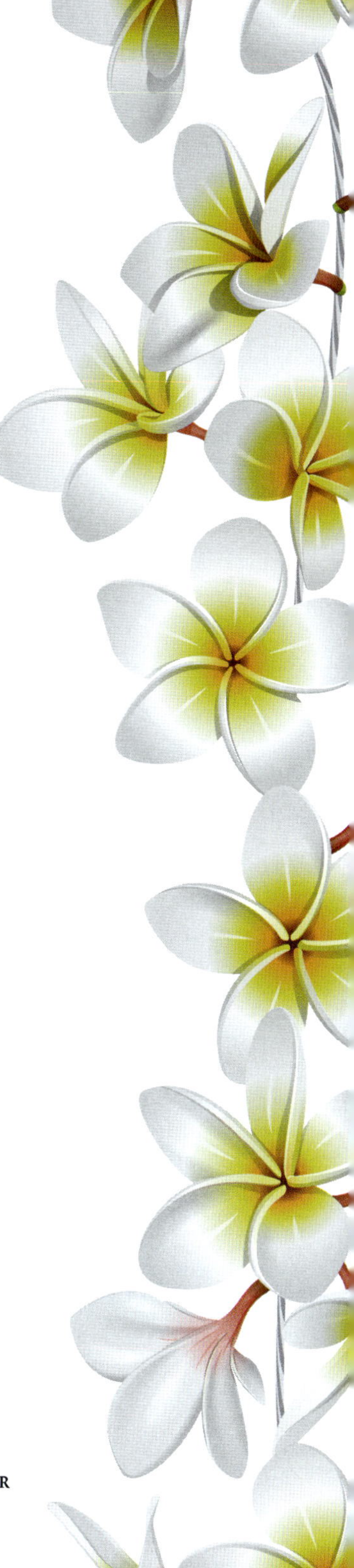

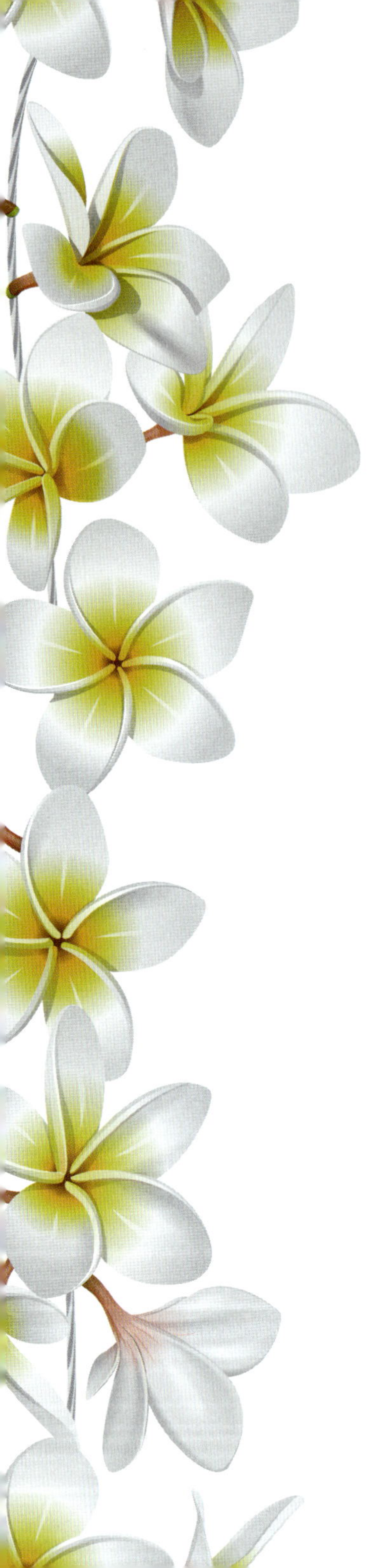

Existe, aunque no la veamos; lo que vemos es solo el resultado de su poder: el objeto que cae al suelo.

Nuestros cinco sentidos no pueden percibir una gran parte de lo que constituye el mundo, ¡pero eso no significa que no exista! No vemos toda la verdad; solo vemos la parte minúscula que somos capaces de captar con nuestros muy limitados sentidos. Los grandes ancianos hawaianos nos enseñan otra verdad, la del mundo de las energías, que es igual de «real», pero que no se percibe a través de nuestros sentidos sino de otra manera.

Los ancianos nos enseñan que para entender el universo y vivir una vida pacífica y feliz, hemos de ir más allá de las apariencias y desvelar el misterio del mundo de las energías. Los niños de Hawái viven inmersos en esta percepción. Cada noche, los ancianos les cuentan historias que les enseñan a descubrir lo invisible. Todo lo que sucede en la vida diaria es una oportunidad para educar a los niños y ayudarlos a desarrollar facultades especiales que les permitan comunicarse con la naturaleza y controlar sus mentes.

En la Tierra todo está conectado por la misma energía, que toma diferentes formas y que «viaja»; esta energía se vuelve más densa cuando nos centramos en ella. Tenemos el poder de elegir hacia dónde dirigimos nuestra atención. Podemos elegir los colores que vamos a poner en el lienzo. ¡Ese es nuestro gran poder!

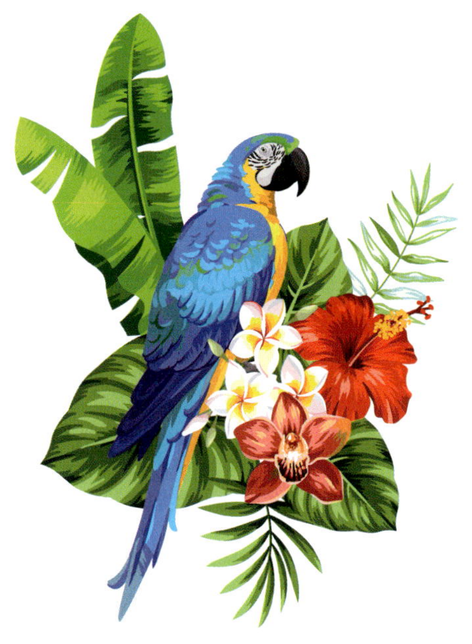

Nuestra verdadera naturaleza no es material, sino energética.

Nuestros cuerpos son energía pura, que es la

fuente de nuestra verdadera naturaleza.

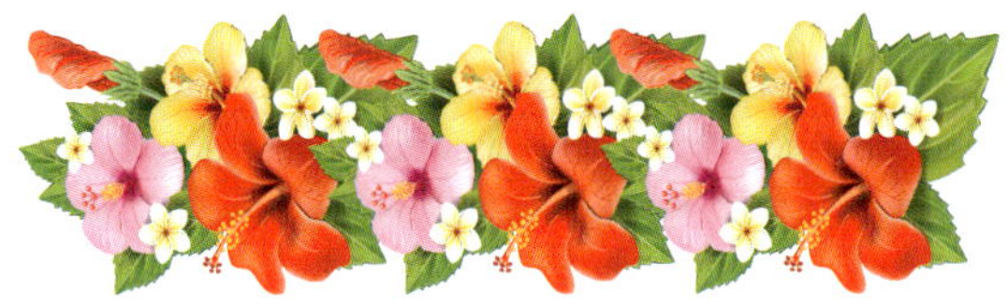

Ke akua: energía universal

La energía de la que estamos hechos es la misma energía para todos. Todo es uno: indivisible y neutro. Esta energía universal es como un hilo que une todo lo que existe, desde los animales hasta los minerales. Estamos en conexión permanente con lo que nos rodea. Pero, como no podemos verlo, no somos conscientes de ello.

Todo lo que hay en la Tierra es una manifestación de la energía universal, que circula en todas las cosas y en la que estamos inmersos inconscientemente. Es lo que nos da vida, esta vida que regresará al gran mar de las energías cuando pasemos al «otro lado del arcoíris», como dice la tía Mahealani, refiriéndose a la muerte.

Somos como miles de millones de botellas a la deriva en el mar. Botellas que se encuentran permanentemente conectadas al mar que penetra en ellas a través de su cuello.

Estas botellas son nuestra carcasa física y mental, nuestros «recipientes». Cada una es única porque sus formas nunca son las mismas; de manera que podría decir: «Soy única, soy la única, por un lado estoy yo, y por otro, las demás». ¡Esa es la ilusión de la apariencia! La diferencia está solo en la forma externa, porque el agua es la misma en todas partes. El agua es la misma dentro y alrededor de todas las botellas. Solo existe el océano infinito. Cada ser vivo en la Tierra está en constante contacto con el mundo circundante, con otros seres vivos, pero también con su entorno y con el universo entero.

Nana (Nancy) Veary cuenta una historia de la que podemos aprender mucho: cuando los misioneros blancos comenzaron a invadir las islas, imponiendo sus creencias por la fuerza, uno de estos *haole** llegó a la casa un día. La pequeña Nana se sorprendió mucho al ver a su abuela sonreír al extraño y ofrecerle comida. Le preguntó por qué le había abierto la puerta. Su abuela respondió: «No estaba alimentando al hombre, estaba atendiendo al espíritu de Dios dentro de él».[2]

Así, en cada ser humano, sea cual sea su apariencia o carácter, ya sea odioso o adorable, los sabios hawaianos ven algo de energía universal y por lo tanto deben respetar a la persona de la que emana esa energía. Esta visión del mundo y de los hombres y mujeres nos lleva a la empatía y la compasión. Todos estamos hechos del mismo molde energético. No estamos fuera de esta energía, somos un fragmento de ella. Este fragmento es lo que a veces llamamos el «ser interior», el «ser energético» o el «ser divino».

---

* *Haole* es el nombre que se les da a todas las personas que no son hawaianas. Esta palabra significa literalmente 'sin aliento'. Se dice que cuando los hombres blancos llegaron a las islas, no se saludaban como hacían los habitantes, con un intercambio de aliento, símbolo de la vida. Debido a esto, estos primeros hawaianos dieron por hecho que eso significaba que los hombres blancos vivían sin aliento.

 HO'OPONOPONO

Nuestro poder es tan inmenso que podemos ser conscientes de la energía que nos rodea, de la que está en nosotros y de la que hay más allá. Podemos influir en nuestras vidas a través de esta consciencia. Nuestro gran potencial como seres humanos es la oportunidad que tenemos de ser conscientes de la energía y actuar en consecuencia. Somos capaces de acceder a este campo energético infinito.

La separación es un espejismo. Más allá de las apariencias, solo somos formas diferentes de la misma fuente: la gran fuente universal, la gran energía, el gran espíritu, lo divino. Sea cual sea el término que elijamos para esta realidad, el hecho es que somos hermanos y hermanas, con el mismo origen.

Esta sabiduría, que se desarrolló en Hawái hace miles de años, ha creado en las islas una cultura de tolerancia y aceptación de las diferencias. El resultado ha sido el más profundo respeto por todas las formas de vida en la Tierra, que la difunta Nana Veary, una mujer sabia educada en la tradición, llamaba «devoción por la vida». Como nos recuerda el espíritu *aloha* de las islas:

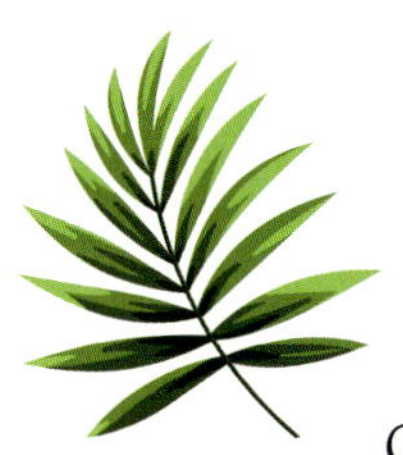

Aloha es formar parte de todo,

y que todo forme parte de mí.

Cuando hay dolor, es mi dolor.

Cuando hay alegría, también es mía.

Respeto todo lo que hay como parte del Creador y parte de mí.

No dañaré intencionadamente a nadie ni a nada.

Cuando necesite comida, tomaré solo lo que

necesito y explicaré por qué lo tomo.

A mí me corresponde apreciar, cuidar y

proteger la tierra, el cielo y el mar.

Esto es hawaiano. ¡Esto es Aloha!

Debemos respetar toda la vida que hay en la Tierra como parte de la energía universal. No se toma la vida de otro ser vivo sin ser claramente consciente de lo que se está haciendo. Matar a un animal o arrancar una planta de raíz no es un acto trivial. Antes de sacrificar una vida, los cazadores y pescadores hawaianos agradecen al animal su sacrificio. Antes de usar una planta por sus beneficios, el ritual es darle las gracias por obsequiarnos este precioso don de la vida.

Aprender a comunicarnos con todo lo que nos rodea es una lección que la vida nos enseña en cada momento. Todo se convierte en comunicación, una conexión invisible y benevolente.

Esta energía que nos rodea y de la que estamos hechos se llama *ke akua*. Se le han dado diversos nombres a través de los siglos y en todo el mundo, pero sigue siendo la misma: infinita y sin juicio. No podemos atribuirle intenciones, como algunas religiones han intentado hacernos creer. La energía universal no castiga, condena ni juzga. En el cielo no hay ningún gran ser que se dedique a condenar las malas acciones y a recompensar las buenas.

La energía universal es neutra: en las leyes del universo, la cuestión no es quién está acertado o equivocado o quién actúa bien o mal. Al universo no le interesa emitir juicios, que son solo el resultado de cómo nuestra mente interpreta las cosas. La energía universal no «quiere» ni «espera» nada. Sencillamente está ahí para servir a las intenciones voluntarias o involuntarias de cada uno. Esta energía se dirige a dondequiera que se centre nuestra atención –colectiva o individual– y adopta el tono de esta, ya sea positivo o negativo. Esta imagen de la vida tiene dos caras: la energía universal *ke akua* y la voluntad humana.

Las enseñanzas hawaianas nos empujan suavemente a entrar en una nueva forma de aceptación: *ke akua* nos da la libertad de elegir, donde antes no teníamos elección: podemos elegir «ver» y utilizar esto en nuestro beneficio, o bien podemos elegir actuar como si no existiera y así sufrir los efectos, ser como una hoja arrastrada por el viento. Este es el poder que tenemos, y ho'oponopono nos enseña a vivir día a día con esta nueva conciencia para convertirnos en los cocreadores de nuestras vidas.

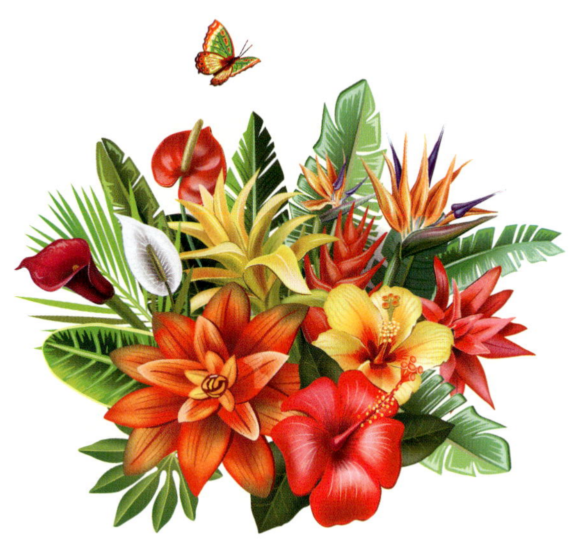

Cuando empezamos a percibir el mundo

como lo ven los ancianos,

se establece una sorprendente dinámica:

cuanto más percibimos la energía

a nuestro alrededor, más se revela. Una vez que nuestros

ojos se han abierto, no se pueden volver a cerrar.

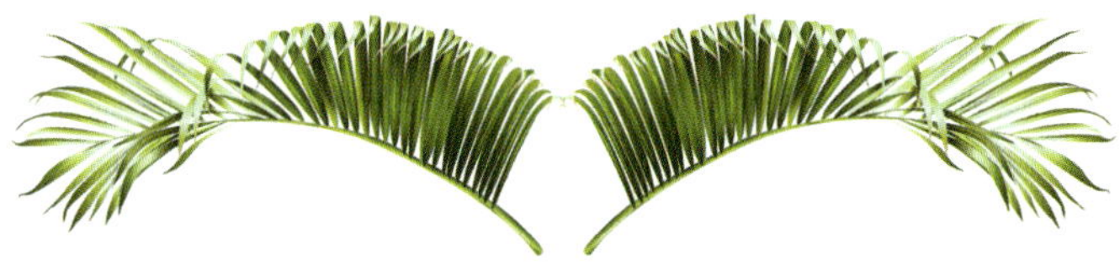

LOS PENSAMIENTOS: ONDAS POTENTES

Con esta nueva aceptación del mundo, en la que todo es energía en perpetuo movimiento, nuestros pensamientos adquieren una nueva dimensión: son también energía, información que enviamos o recibimos. Buda coincidía con el pensamiento hawaiano cuando dijo: «Lo que somos hoy proviene de nuestros pensamientos de ayer, y nuestros pensamientos presentes construyen nuestra vida de mañana. Nuestra vida es la creación de nuestra mente».

Nuestros pensamientos son como ondas que dirigimos a nosotros mismos, a los demás, al futuro o al mundo. Tienen una resonancia particular, a la que el universo responde. Intenta imaginar que cada pensamiento que sale de tu cabeza emite una frecuencia, un sonido, que interactuará con la gran sinfonía del mundo. Algunos de los efectos son invisibles. Sin embargo, estos pensamientos han cambiado algo, en algún lugar. Según los ancianos, cada pensamiento tiene consecuencias. Son «fuerzas» enviadas al universo para producir un efecto deseado o inconsciente.

Podemos comparar los pensamientos con las ondas de los teléfonos móviles. Cuando usas un móvil, no ves las ondas que salen del teléfono y viajan al receptor de la llamada. Sin embargo, están ahí y transmiten información. Y, al igual que estas ondas de los teléfonos móviles, nuestros pensamientos tienen una influencia, una consecuencia, un resultado visible o invisible. ¡Pensar no es un asunto trivial! Con cada pensamiento que tenemos, todo un grupo de pequeñas ondas vuela hacia su destino, ya sea nosotros mismos o los demás.

Nada detiene los pensamientos, y a menos que elijamos vivir en un *ashram* y meditar durante cuatro horas al día, o practicar *zazen* durante veinte años, no detendremos el flujo de nuestros pensamientos.

Sin embargo, podemos aprender a tener más control

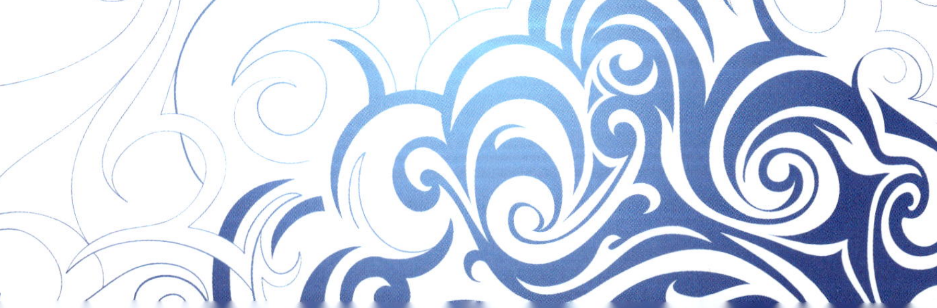

sobre ellos. Podemos decidir limitar el espacio que les permitimos a los reflejos inconscientes y automáticos.

> *Los ancianos, conscientes del poder del pensamiento, han adquirido una poderosa disciplina de «transmutación» de las palabras y los pensamientos que les permite sumergirse en las energías benéficas, las fuentes de la alegría y la abundancia.*
>
> *¡Han tomado una decisión!*

Tan pronto como una palabra o un pensamiento negativo –que juzga o condena– entra en su conciencia, los ancianos lo reconocen, se disculpan por ello (después de decir algo desafortunado, podrían afirmar algo como «mi boca se equivocó») e inmediatamente lo reemplazan con otro pensamiento o palabra, esta vez más constructivo y que respeta el *pono*.

Lo más interesante es que en la actualidad los científicos pueden mostrar la influencia que tienen nuestros pensamientos en nuestro estado de salud, nuestro corazón y muchas otras cosas.[3]

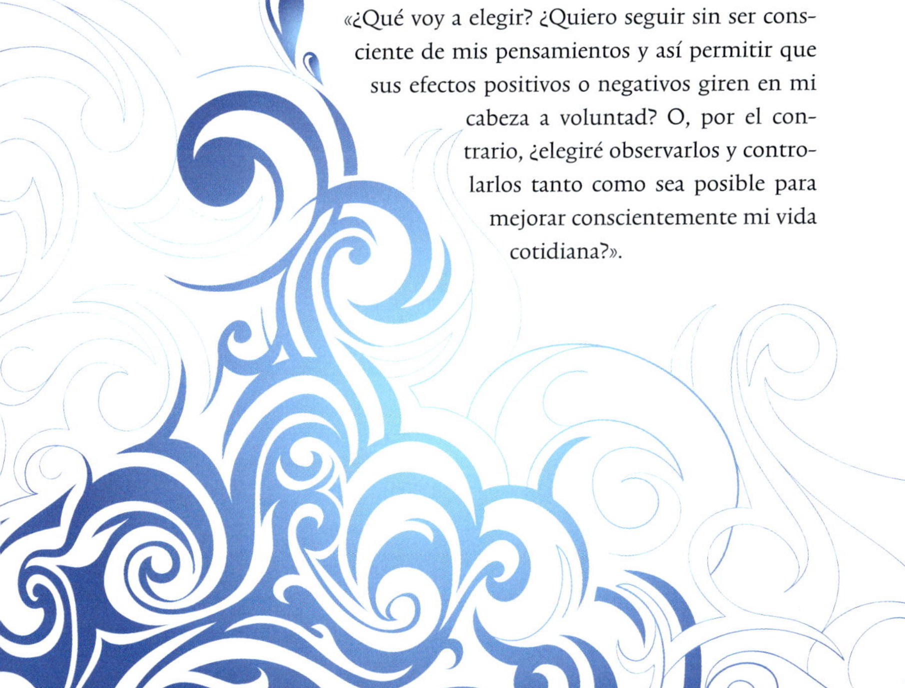

Así que hazte estas sencillas preguntas: «¿Qué voy a elegir? ¿Quiero seguir sin ser consciente de mis pensamientos y así permitir que sus efectos positivos o negativos giren en mi cabeza a voluntad? O, por el contrario, ¿elegiré observarlos y controlarlos tanto como sea posible para mejorar conscientemente mi vida cotidiana?».

EL ESTANQUE PROFUNDO DE ENERGÍA NEGATIVA

Los programas de televisión son una muy buena forma de darnos cuenta de hasta qué punto nos sumergimos en las emociones negativas: a menudo sus principales valores son la violencia, el miedo, la ansiedad y el desastre. Nutrimos el lado oscuro de nuestra naturaleza humana y disfrutamos haciéndolo. ¿Qué crees que pasa dentro de ti cuando te vas a la cama después de ver una película violenta? ¿Hacia dónde se dirigen tus pensamientos? ¿En qué tipo de energía te encuentras inmerso? Te guste o no, la influencia de estas imágenes y los pensamientos que despiertan afectan directamente a tu estado de ánimo.

Nuestra forma de pensar y ver las cosas a menudo nos lleva a centrarnos principalmente en la botella vacía, lo que da lugar a cientos de pensamientos negativos cada día. Comenzamos a hacerlo nada más despertar y seguimos hasta que nos dormimos. ¡Hemos sido bien entrenados en esto desde que éramos niños pequeños!

Caroline Myss, que ha llevado a cabo una investigación muy importante en este campo, nos dice: «Nuestros pensamientos, sea cual sea su contenido, se infiltran en el cuerpo en forma de una energía que es de naturaleza emocional, mental, psicológica o espiritual. Provocan reacciones biológicas que luego se registran en la memoria de las células».[4]

Cuando somos conscientes de la gran influencia que tienen los pensamientos y las emociones en el cuerpo, empezamos a entender que prestando mucha atención a su calidad podemos asegurarnos buena salud y armonía. Según Myss –y muchos otros investigadores y terapeutas están de acuerdo– la enfermedad surge como un grito de socorro del cuerpo, ya que estas memorias celulares están tan saturadas y se han vuelto tan opresivas que hay que limpiarlas. En lugar de dejar que todo «explote» y nos haga daño, puede ser mejor limpiar sobre la marcha.

¿Qué opinas? Merece la pena intentarlo, y si al hacerlo te sientes mejor, es de sentido común seguir practicando este proceso de transmutación.

EL PROCESO DE TRANSMUTACIÓN CONSTANTE DE LOS PENSAMIENTOS

Este es un proceso sencillo, pero requiere de atención continua: consiste únicamente en dejar de presionar los mismos botones que ponen en marcha el pensamiento negativo. Transmutar significa convertir una cosa en otra. Este es uno de nuestros poderes: el de transformar las energías pesadas y deprimentes –fuentes de conflictos y dramas internos y externos (lo que los hawaianos llaman *pilikia*)– en energías ligeras, pacíficas y positivas que nos permiten serenarnos y disfrutar de la vida.

Esta tarea se realiza a cada momento y su proceso es sencillo: aprender a reconocer los pensamientos negativos cuando entran en tu mente y dejarlos ir sin juzgarlos. Dejarlos seguir su camino, sin darles la oportunidad de arraigarse en tu mente. Como nuestros pensamientos influyen en nuestra vida diaria y la dirigen, ¡centrémonos en lo que nos hace sentir bien!

Aprender a expulsar los pensamientos negativos

Prueba este sencillo experimento: durante el día observa tus pensamientos; ten a mano un pequeño cuaderno y anota algunos de los pensamientos negativos que te pasan por la mente, desde los más simples hasta los más complejos. Aquí tienes algunos ejemplos:

* ¡Estoy harto de preocupaciones!

* Mi relación está atravesando serias dificultades.

* Estoy cansado.

* No me ha gustado tu comentario.

* Estoy muy gordo.

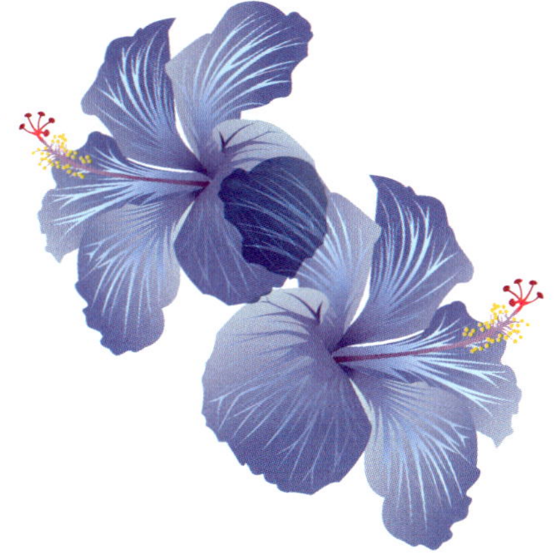

Cada vez que te des cuenta de que un pensamiento de esta clase cruza tu mente, transmútalo, conviértelo en otro pensamiento. Adopta nuevos hábitos. ¡Puedes empezar ahora mismo!

- ❀ «¡Estoy harto de preocupaciones!» podría reemplazarse por: «Quiero estar tranquilo».

- ❀ «Mi relación está atravesando serias dificultades» podría convertirse en: «Mi pareja y yo estamos avanzando poco a poco hacia la reconciliación».

- ❀ «Estoy cansado» podría convertirse en: «Quiero descansar».

Cuantos menos pensamientos negativos tengas, más despejada estará tu mente y más te adentrarás en una espiral de buenas energías que nutrirán tu interior, te llenarán y te harán sentir satisfecho. Gradualmente mejorará tu salud psicológica y emocional y tu perspectiva se enriquecerá. La imagen que tienes de la vida comenzará a cambiar, y tú con ella.

Cuando alientas la energía positiva tan a menudo como sea posible se establece una intención que atrae la energía universal hacia la frecuencia que estás emitiendo. Los matemáticos te dirían que se trata de una cuestión de probabilidades: cuando estás en un estado mental agradable aumentas tus posibilidades de tener experiencias placenteras.

La tía Mahealani, que enseña una forma tradicional de *pono* llamada *ho'opono pono ke ala*, recomienda realizar este experimento de transmutación durante veintiún días, como un nuevo programa de aptitud mental para «atraer» estas buenas energías hacia uno mismo.

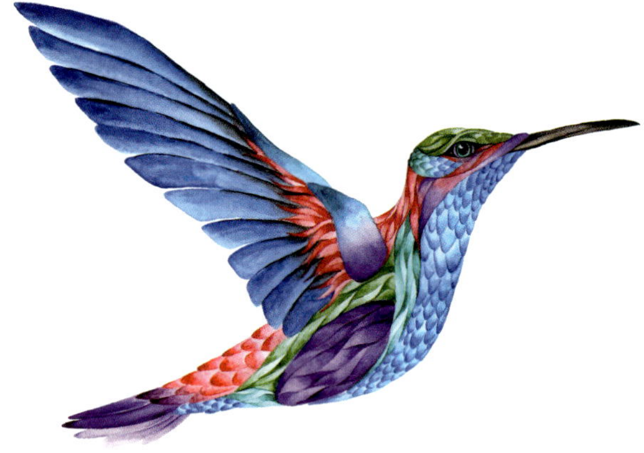

LA SABIDURÍA DE LOS ANCIANOS

Estos son los consejos de la tía Mahealani: «Cambiar tus energías comienza con la firme decisión de hacer un cambio, luego empiezas a reprogramar tus pensamientos, emociones y acciones. Estableces un programa de veintiún días, durante los cuales vigilarás y controlarás cada pensamiento, emoción y acción para adoptar una actitud positiva. Es un programa de "autogestión". Asegúrate de incluir humor, flexibilidad, amor y perdón en el proceso. Cambiar tu programación es la clave para crear las condiciones perfectas para una vida abundante».

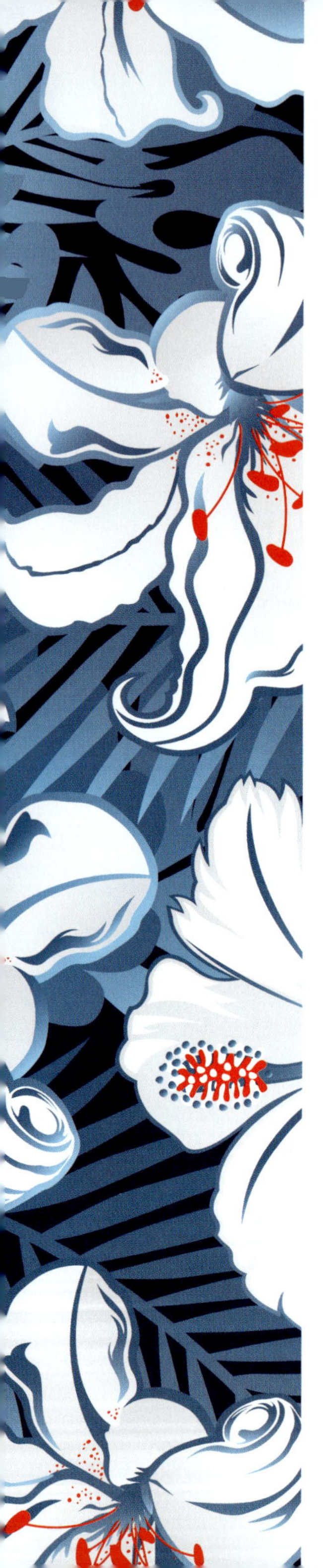

Cuando experimentas un conflicto, un choque o una dificultad de comunicación con alguien, o cuando ocurre algo desagradable, ¿qué decisión tomas? ¡No olvides que esa es tu responsabilidad! Cuando se avecine una confrontación, ten presente que cualquier situación puede servir para tu desarrollo personal y que el momento es exactamente el que debe ser. Acéptala sin juzgarla y aprovecha para aprender una lección vital.

Siempre eres libre de elegir entre entrar en la batalla y usar tu energía o rechazar la lucha porque has decidido que no vale la pena el esfuerzo.

Enseguida sentirás los beneficios de esta práctica y te sorprenderá gratamente cómo cambia tu entorno y, sobre todo, cómo mejoran tu estado de ánimo y tu comunicación con los demás. Elegir conscientemente la atmósfera de tu mundo interior cambia tu perspectiva.

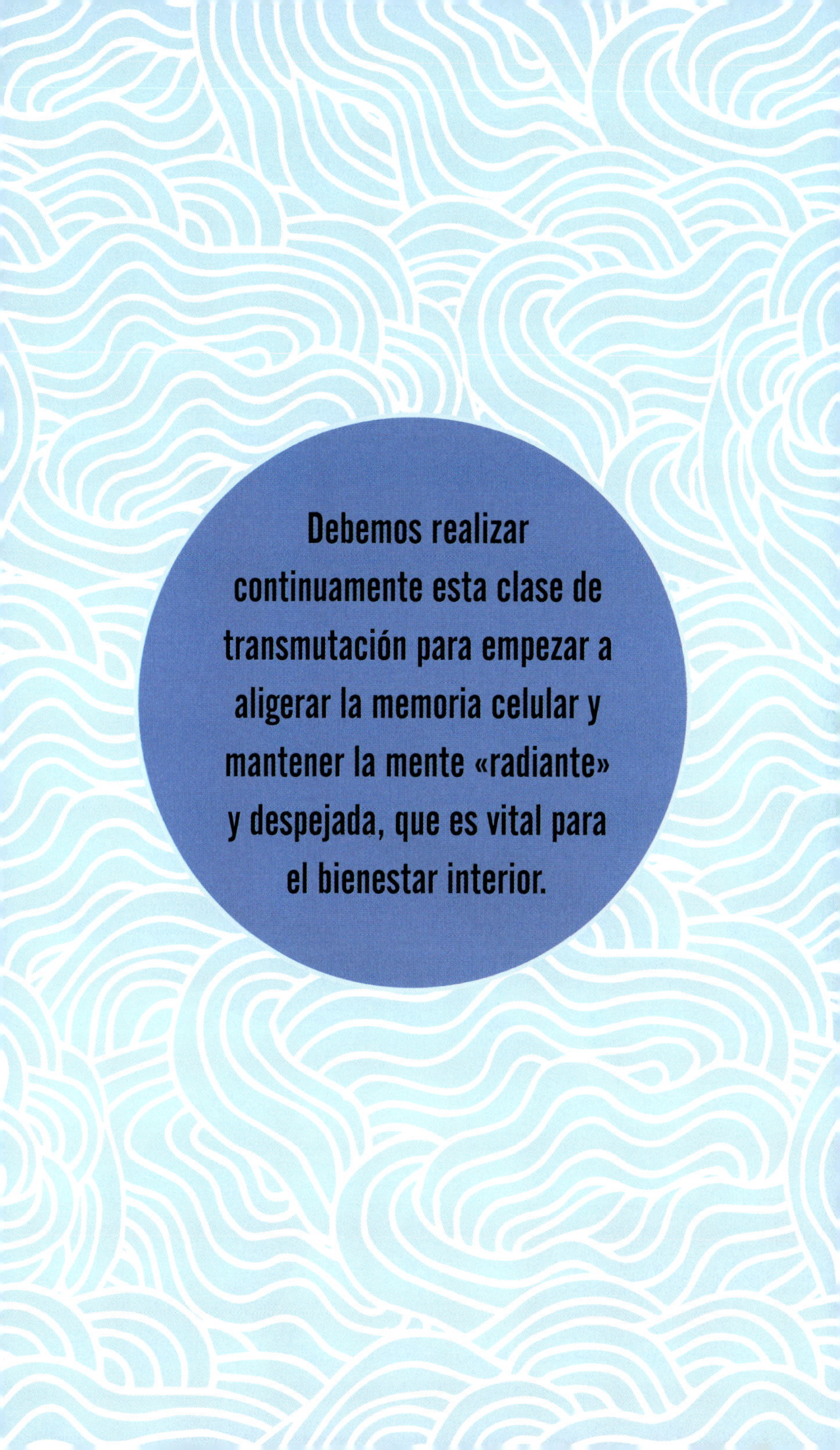
Debemos realizar continuamente esta clase de transmutación para empezar a aligerar la memoria celular y mantener la mente «radiante» y despejada, que es vital para el bienestar interior.

LA LEY DE LA MANIFESTACIÓN: TODO COMIENZA CON UN PENSAMIENTO

Hacia el final de su vida, Einstein dijo: «La imaginación lo es todo. Es una visión preliminar de lo que va a suceder en tu vida». Esta frase por sí sola resume con exactitud en qué consiste la ley de la atracción o la manifestación. Los hawaianos la llaman *Kanawai moaka'aka* o 'la ley sonriente'.

Los ancianos hawaianos, como muchos sabios de todo el mundo, creen que la energía universal es atraída hacia el «lugar» en el que fijamos nuestra atención y que sirve a la experiencia que estamos invitando a nuestras vidas, ya sea positiva o negativa. La energía universal no juzga; actúa principalmente en conformidad con lo que se le ha pedido.

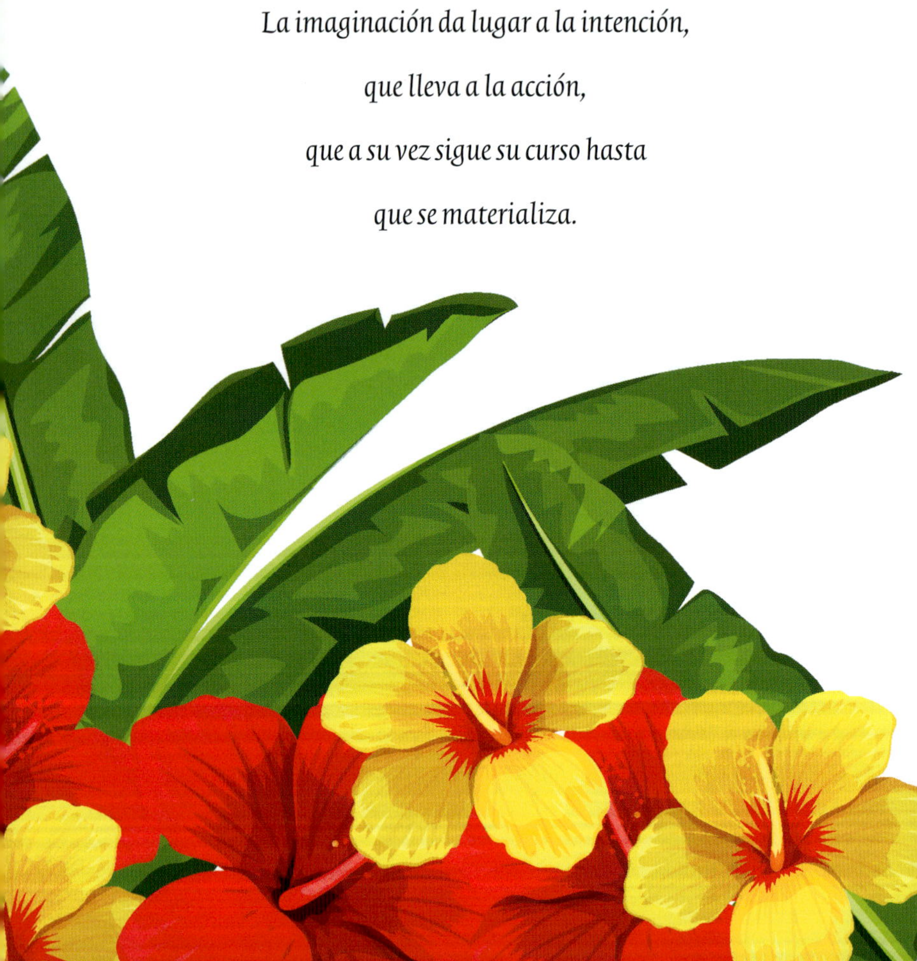

La imaginación da lugar a la intención,

que lleva a la acción,

que a su vez sigue su curso hasta

que se materializa.

Un pensamiento atrae energía para materializarse en el mundo visible

La ley de la manifestación o la atracción es una ley sencilla que expresa una idea básica: el pensamiento es una fuerza, una energía específica que liberamos en el universo. Los pensamientos son como un imán y ejercen un poder de atracción sobre las cosas. Influyen en nuestra realidad. Cada uno de ellos tiene una determinada «frecuencia» a la que responde la energía.

Son muchas las tradiciones que durante miles de años han reconocido esta ley. Los hawaianos la llaman *Kanawai moaka'aka*: la ley de la manifestación. Muchos niños todavía se crían con esta tradición, con la idea de que nada es imposible y de que la mente es un poder con el que es posible moldear la propia realidad.

El pensamiento se considera un poder que ha de ser tomado en serio. En el momento en que «quiero…», la energía ya está creada en nuestra intención. Por lo tanto, ¡todo pensamiento tiene el potencial de atraer su propia materialización!

Somos responsables de controlar nuestros pensamientos en la medida de lo posible para cambiar nuestra resonancia y así atraer «cosas buenas» hacia nosotros que nos permitan evolucionar y gozar de más dicha interior.

Esto significa ir en contra de los planteamientos que

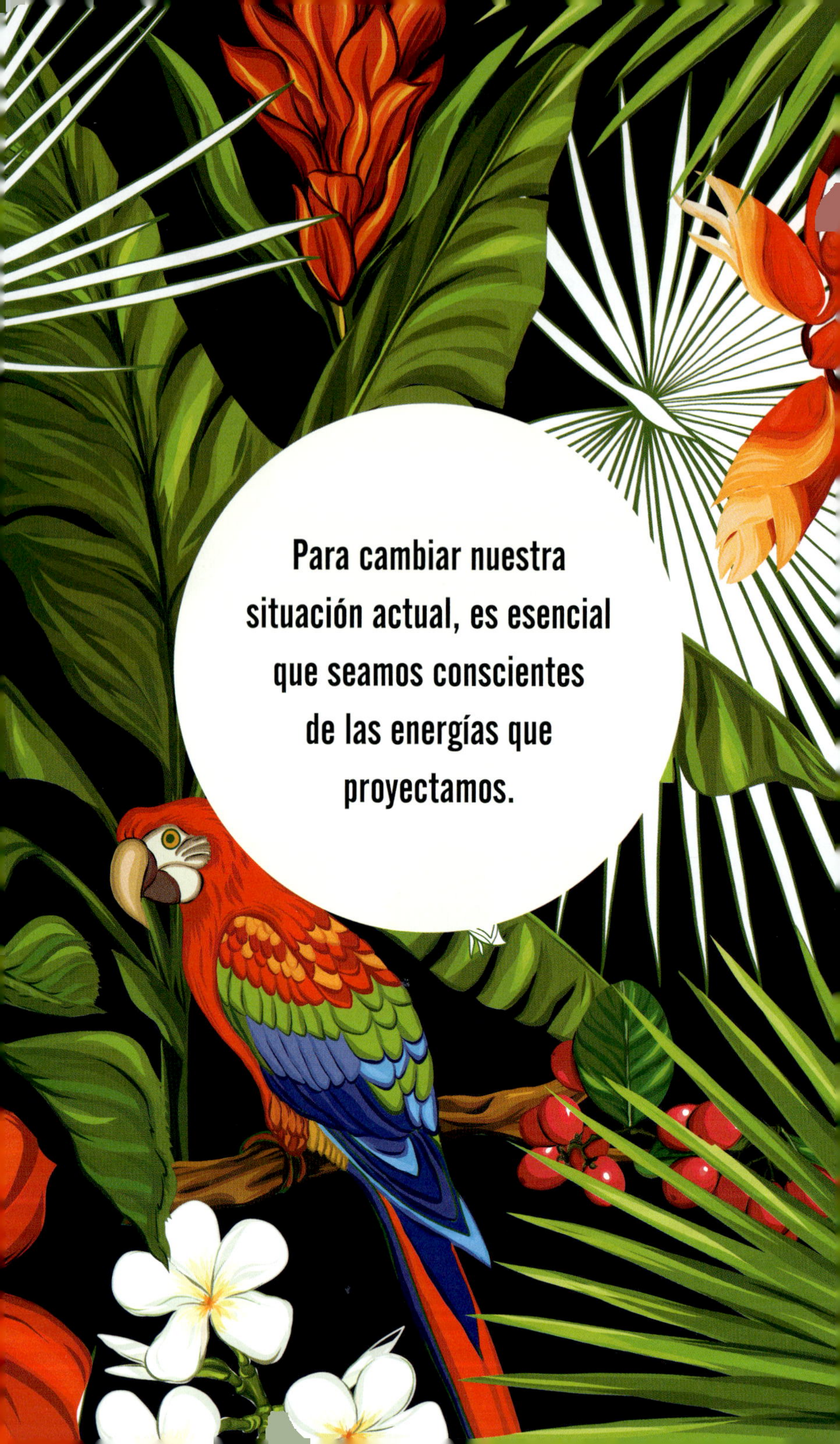
Para cambiar nuestra situación actual, es esencial que seamos conscientes de las energías que proyectamos.

nos impone la sociedad y negarse a seguir ciegamente la tendencia general hacia el miedo, la incertidumbre o la tristeza.

¿Somos siempre conscientes de los pensamientos que estamos creando? ¿Podemos controlar los pensamientos que cruzan por nuestra mente? ¿Podemos transformarlos para que atraigan experiencias positivas? La respuesta a todas estas preguntas es «sí». ¡Tenemos este poder! Pero para emplearlo, nos hace falta perseverancia y autodisciplina.

En Occidente, tendemos a dejar que la ley de la manifestación siga su curso sin utilizarla en nuestro beneficio. Como la mayoría de las veces no somos conscientes del poder de nuestros pensamientos, los dejamos vagar libremente por nuestra mente, a pesar de que la mayoría son negativos o críticos. Todos estos pensamientos emiten una resonancia particular, que es única en cada uno de nosotros. Dicha resonancia es la suma de todo lo que pensamos, nuestras creencias, nuestras experiencias y nuestros juicios sobre las cosas.

Atraemos acontecimientos y situaciones que se corresponden con esta resonancia.

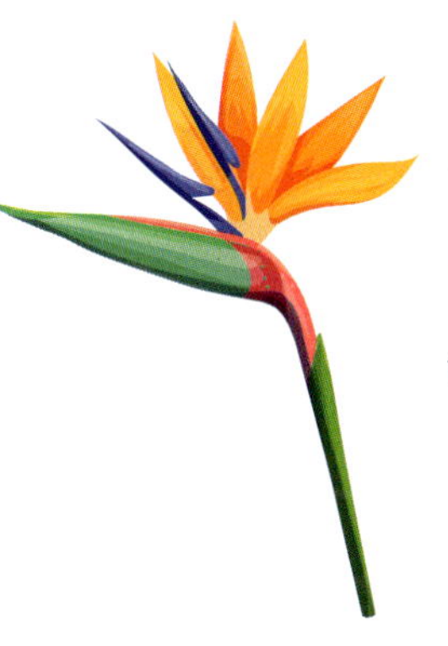

Si continuamente nos comportamos igual, si siempre nos encontramos con el mismo tipo de personas, es debido a esa resonancia que liberamos en el universo, aunque no seamos conscientes de ella.

Para completar el cuadro, como nuestra tendencia «cultural» es ver lo negativo y expresar esa misma energía negativa a través de nuestros pensamientos, cosechamos lo que hemos sembrado. De hecho, la mayoría de la gente tiene una tendencia natural a pensar en lo que no quiere o a centrar su atención en lo que falta.

Practicar la transmutación de los pensamientos

Si dices «estoy harto», la energía universal recibe una vibración particular que está ligada a esta emoción negativa. De hecho, al decir esto, estás atrayendo una gran cantidad de situaciones que te harán experimentar esta resonancia que has «solicitado». (Según las leyes de las energías, cuando piensas algo es como si lo hubieras pedido).

Por lo tanto, se te presentarán otras oportunidades para decir «estoy harto» en tu vida diaria. El círculo vicioso solo cesará cuando «pidas» otra cosa: en cuanto tus pensamientos se dirijan a otro objetivo, se producirá otro resultado. ¡Tu realidad cambiará! Es como si te dijeran que para ganar, tienes que empezar por jugar. Para ver cambios en tu vida, debes comenzar por pensar y vivir «como si»; es decir, como si lo que quieres para tu vida ya estuviera allí.

La ley de la atracción hace real lo que piensas; da igual que hayas dicho «quiero» o hayas dicho «no quiero». Por ejemplo, si piensas «quiero superar mis dificultades financieras», estás pensando en «dificultades» y la ley de la atracción manifestará «dificultades» y el círculo vicioso continuará. En lugar de pensar en «dificultades», piensa en «prosperidad». Al principio, este ejercicio mental no es fácil, porque la mente nos lleva constantemente de vuelta a lo negativo, a lo que sea que esté arruinando nuestra vida.

La idea central es eliminar el «no» de tu pensamiento para pasar al otro lado y expresar el «sí». Es posible invertir la tendencia de cada palabra negativa y convertirla en su contraparte positiva.

Vale la pena señalar que persistir en la lucha «contra» algo es un desperdicio de energía. Esta actitud nos lleva a prestar aún más atención a lo que queremos evitar. Nuestra forma de pensar, en ese momento, contribuye a «alimentar» lo que no queremos, por lo que se produce el efecto contrario. Así que, en lugar de pensar o de decirte a ti mismo «estoy en contra de la guerra», piensa «quiero la paz». La clave es pensar en lo que deseas.

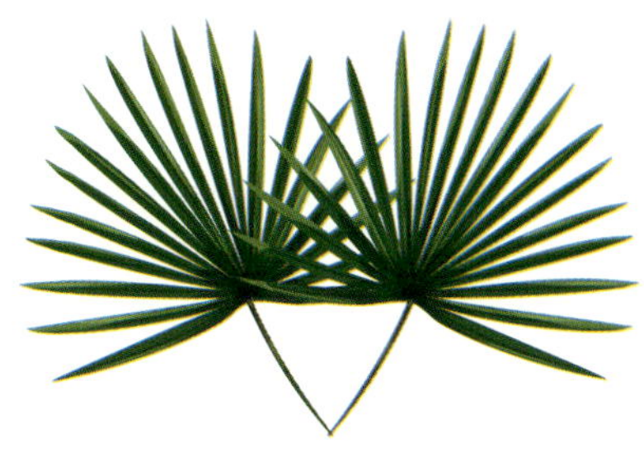

Dedicarte de manera constante a captar tus pensamientos

puede convertirse rápidamente en un juego emocionante.

¡Tienes poder! ¡Utilízalo!

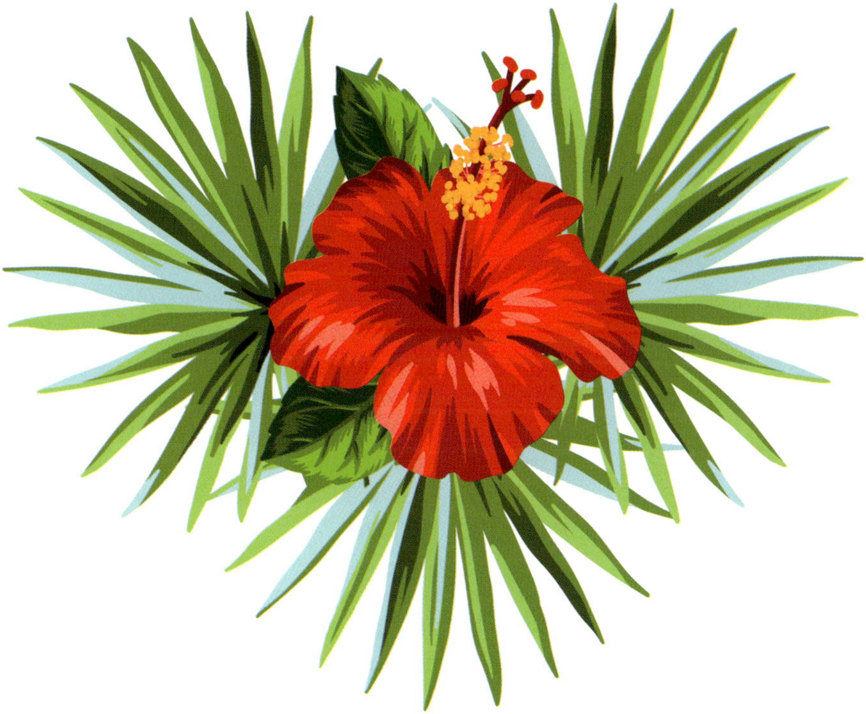

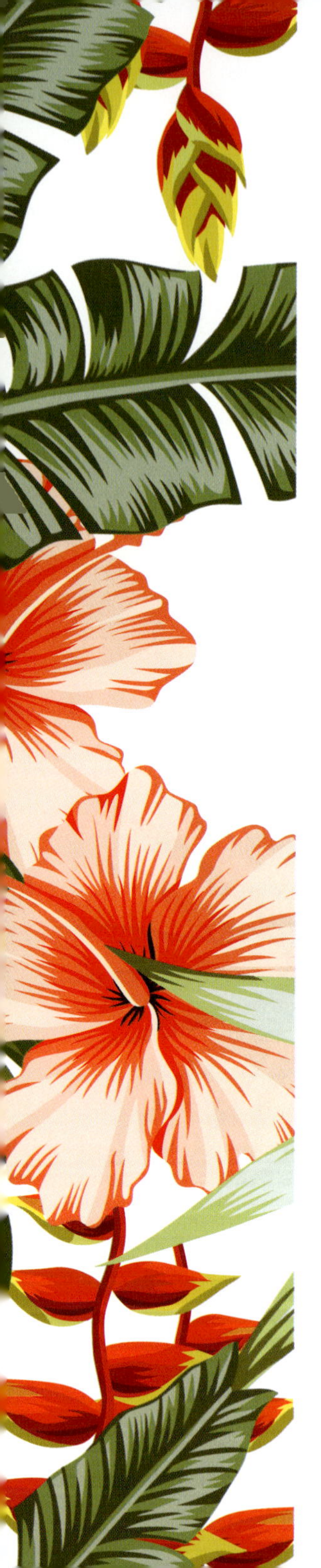

Aplicar esta ley de la atracción a tu vida diaria

Lo que desencadena la atracción no es solo la imagen que creamos en nuestra mente, sino también la emoción que la acompaña (alegría, gratitud, etc.). Ambas cosas están vinculadas y una nunca va sin la otra. La visión y los sentimientos hacen posible que podamos expresar la ley de la atracción.

Lo primero que tenemos que hacer es asegurarnos de que nuestras peticiones sean lo más específicas posible y hacérselas saber al universo. Cuanto más clara sea nuestra intención, más rápido fluirá la energía.

La confianza y la sinceridad se encargarán del resto.

Visión interna: usar tu imaginación

Es como ver una película en tu mente. Los únicos límites de la visualización son los que tú decidas ponerle. Al visualizar, grabas una nueva «impresión» en tu mente que allanará el camino para que la imagen se materialice. Puede hacerse realidad a partir de la idea.

Comenzando por lo que quieres para el futuro, visualiza una imagen que se asemeje lo más posible a tu deseo, tu sueño; y mantenla viva en tu interior. El desafío consiste en recrear esta imagen elegida cada mañana, cada noche antes de dormir y a lo largo del día.

Algunos van más allá y representan su «visión» en un dibujo o encuentran una fotografía que coincida con ella. La miran con regularidad y así la graban profundamente en cada célula de su cuerpo. Se sumergen en esta manifestación y cultivan la dicha, la serenidad y una profunda satisfacción en la creencia de que lo que han pedido ya está ahí.

Cultivar la creencia de que lo que se ha pedido ya está ahí

Puede parecer un poco extraño alegrarse de algo que realmente todavía no está ahí. ¡Y sin embargo, ese algo ya está en algún sitio!

Quizá pensemos que manifestar lo que queremos en nuestra vida lleva mucho tiempo, pero en el mundo de las energías el tiempo no existe. Al cultivar la sensación de que algo ya se ha materializado atraemos aún más energía hacia la meta que nos hemos propuesto.

La práctica de la visualización creativa

Imagina que vives en un apartamento muy pequeño, oscuro y húmedo y te gustaría vivir en una casa luminosa y espaciosa. El primer paso es tener clara tu intención, lo que de verdad quieres experimentar: en este caso, vivir en un nuevo hogar.

Crea esta casa en tu mente: imagina todos los detalles, colores y formas. No te preguntes cómo vas a llegar allí o cómo vas a pagarla. Tu papel consiste solo en revivir el sueño tan a menudo como sea posible en tu mente, vivir con la idea de que ya existe, no dudar que ya está ahí para ti. Visualízate en la casa, comiendo, leyendo o haciendo cualquier otra cosa que te guste hacer.

Dibújala y coloca el dibujo sobre tu cama para que sea lo primero que veas cuando te despiertes por la mañana. Disfruta de la alegría de estar ya en ella y deja que la energía la materialice. No te rindas: continúa alimentando esta imagen cada día, negándote a permitir que cualquier duda de que el sueño se hará real nuble tu visión. Necesitas imaginarte a ti mismo en esta nueva casa en el momento presente. Está ahí delante de ti. Procura conectar con los sentimientos de júbilo y gozo que vivir esta nueva realidad produce en tu interior.

Los hawaianos suelen decir que las palabras sin sentimientos carecen de sentido. Decir «te amo» sin sentir amor es algo vacío. Decir «deseo» sin un sentimiento de gratitud por haberlo recibido bloquea la realización del deseo.

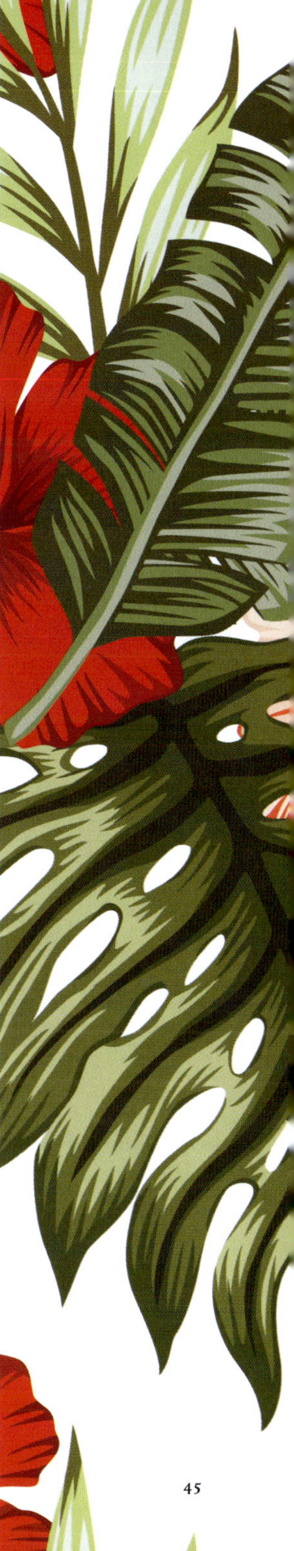

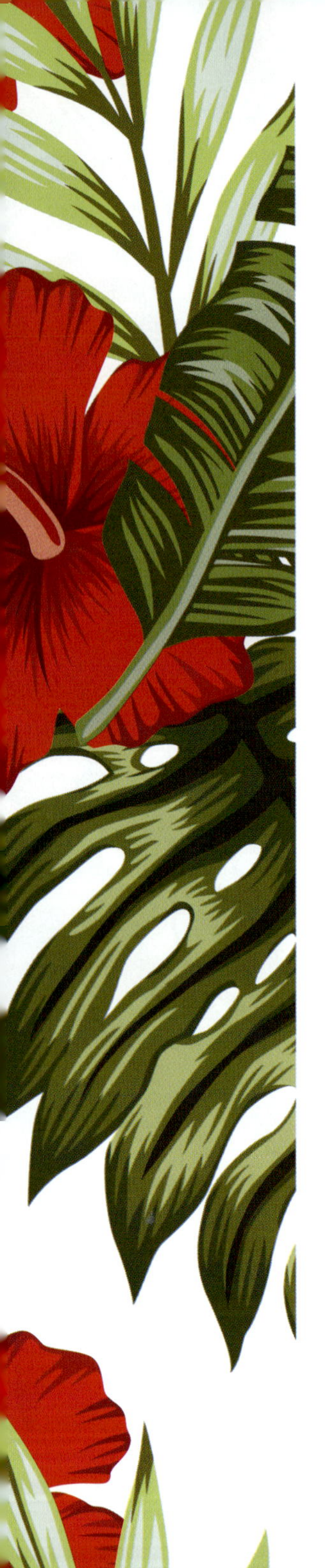

Atrévete a decir: «Soy feliz porque...» o «Estoy viviendo...», «Estoy cambiando para convertirme en...», «Finalmente he...». Evita usar el tiempo futuro. Habla o piensa en tiempo presente y, sobre todo, cultiva un sentido de gratitud: ¡lo que has pedido ya está ahí!

Ser claro y sincero

Sé muy sincero en tu deseo y específico en la forma en que estableces tu intención. Responde a cualquier pregunta que pueda surgir antes de visualizar la meta:

- ¿Es esto lo que de verdad quiero?

- ¿Realmente estoy listo para mudarme mañana mismo?

- ¿Es por el bien de toda la familia o solo por mi propio deseo egoísta?

A veces solo tienes que escuchar a tu «instinto» para saber la respuesta: el cuerpo responde instantáneamente a una pregunta dándote una sensación de comodidad o, por el contrario, de incomodidad. ¡Ya conoces la respuesta!

La casa puede manifestarse lejos de los miembros de tu familia. ¿Estás dispuesto a separarte de ellos? Visualízate con ellos en esta casa también. ¿Estás preparado para recibir esta casa sean cuales sean las consecuencias de este cambio?

Tienes que responder con sinceridad a cientos de preguntas. Cuanto más puedas responder, más fácil te resultará hacer una «petición» específica.

Para hacer una petición «correcta», es esencial hacerse dos preguntas. Según los ancianos, antes de tomar una decisión o elección o proyectar un deseo, necesitamos preguntarnos sistemáticamente: «¿Me servirá esta elección? ¿Le hará bien a quienes me rodean?».

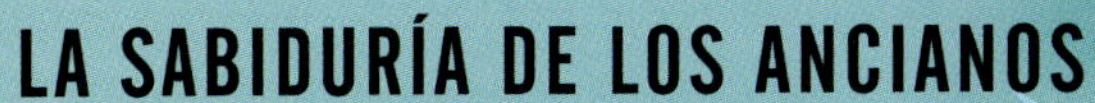

LA SABIDURÍA DE LOS ANCIANOS

A esta práctica de usar la imaginación añade una constante gratitud por todo lo que ya tienes: cada día, al levantarte y a la hora de acostarte, da las gracias por todos los regalos que te da la vida. Sea cual sea nuestra situación, siempre hay algo que podemos agradecer. Al cultivar esta nueva energía, el reino de las posibilidades aumenta y la realidad se transforma.

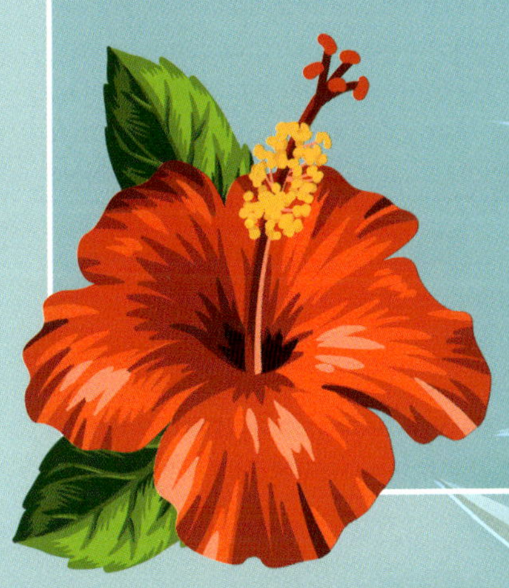

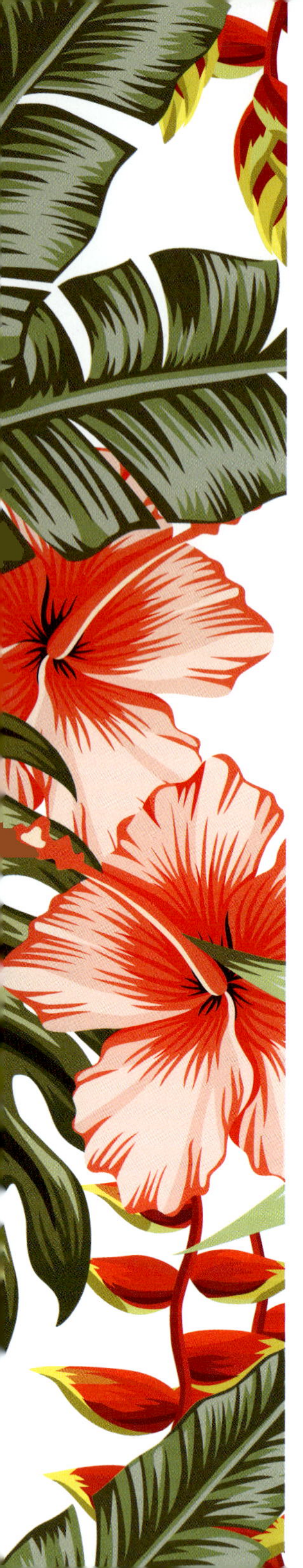

Dirigir tus acciones hacia tus objetivos

Una vez que hayas «creado» tu intención lo más claramente posible, la «imagen» arraigará en tu pensamiento. Entonces tus pensamientos te ayudarán también a decidir lo que necesitas hacer. Como todos sabemos, la acción solo es posible en el presente. La acción solo puede ser en el «aquí y ahora», por lo que no tiene nada que ver con los deseos. Los maestros hawaianos suelen decir: «¡Deja de hablar, de justificarte, de quejarte, y ponte manos a la obra!». De hecho, ponerse manos a la obra no siempre significa únicamente «hacer» algo sino también «pensar» en ello, creando intenciones y cultivando la alegría. Se trata de elegir. También se trata de estar abierto al azar, a las coincidencias, a los encuentros y a las señales.

No preocuparse por los medios ni por el resultado

Los ancianos dicen: «Crea internamente, actúa externamente. El resto le corresponde al universo». Por encima de todo, trata de no preocuparte de cómo sucederá; te sorprenderá la abundancia de recursos de la vida, que puede asombrarte y darte –aquello que le pediste con firmeza– de una manera que jamás se te hubiera ocurrido.

Los *kumus* (ver la página 15) insisten en la importancia de no tratar de controlar los medios o la forma en que algo tiene que suceder: «Déjalo en manos del universo y olvídate». También dicen: «No lamentes el tiempo que pasa sin que nada cambie; sigue nutriendo la imagen de lo que has elegido para ti y renuncia al control».

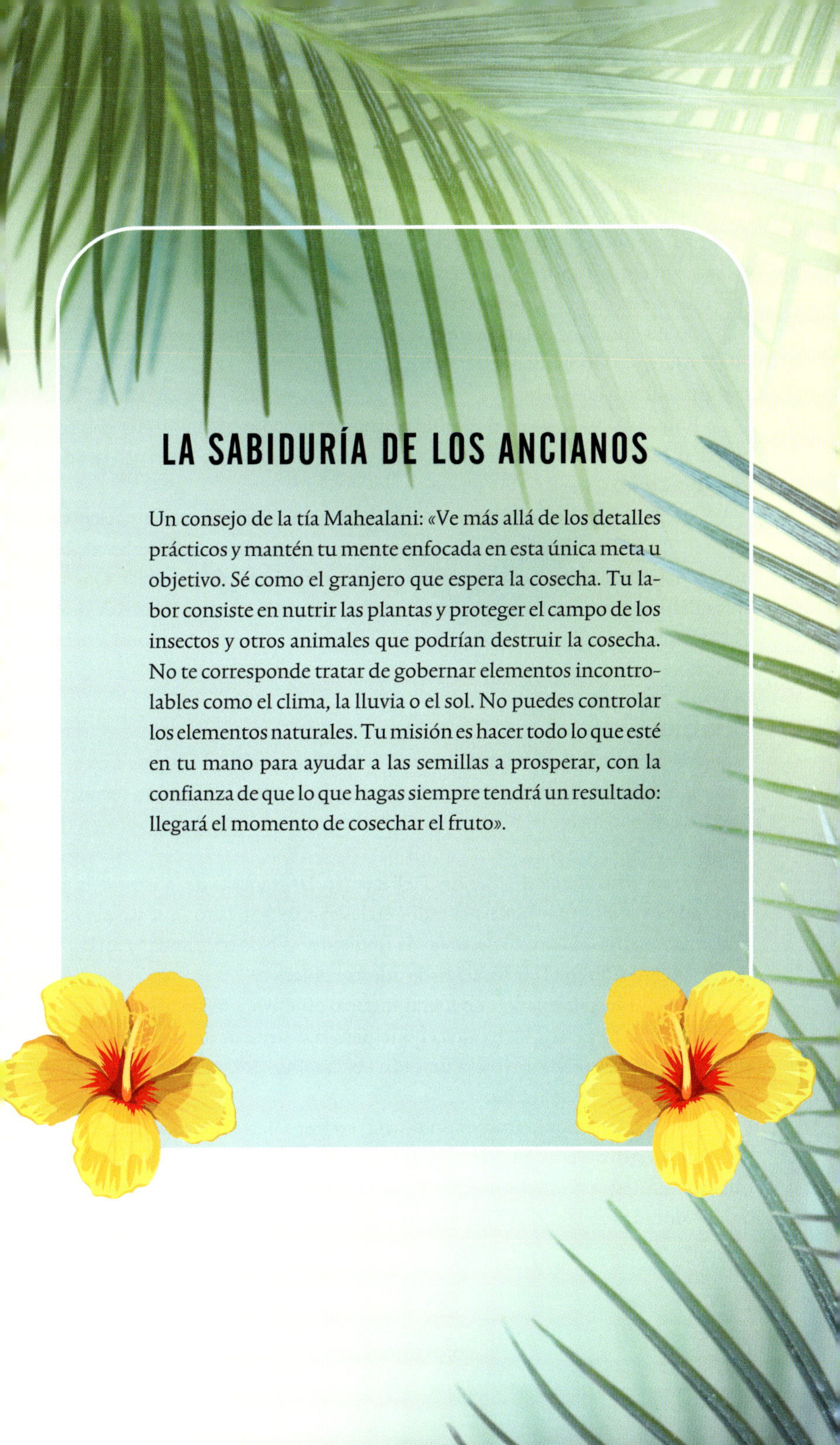

LA SABIDURÍA DE LOS ANCIANOS

Un consejo de la tía Mahealani: «Ve más allá de los detalles prácticos y mantén tu mente enfocada en esta única meta u objetivo. Sé como el granjero que espera la cosecha. Tu labor consiste en nutrir las plantas y proteger el campo de los insectos y otros animales que podrían destruir la cosecha. No te corresponde tratar de gobernar elementos incontrolables como el clima, la lluvia o el sol. No puedes controlar los elementos naturales. Tu misión es hacer todo lo que esté en tu mano para ayudar a las semillas a prosperar, con la confianza de que lo que hagas siempre tendrá un resultado: llegará el momento de cosechar el fruto».

No te preocupes del resto: los medios para lograr tu objetivo o los problemas en los que «naturalmente» piensas. Silencia esos pensamientos y confía incondicionalmente en el universo.

Al llevar a cabo cualquier creación intervienen un número infinito de parámetros; algunos son de naturaleza espiritual y superan nuestra comprensión. Cuando creemos que lo que deseamos es imposible, cerramos la puerta a estos «parámetros de energía», que no están bajo nuestro control.

En sus enseñanzas, la tía Mahealani dice: «Te aconsejo dejar a un lado todas estas estrategias "limitantes" y estar preparado para todas las eventualidades que se te presenten a diario».

Empieza a trabajar en el cambio de tu pensamiento para alinearte con tu objetivo. Hay mucho que puedes hacer por ti mismo; deja que la energía se encargue del resto.

Declara en cada momento que estás listo para recibir y para ser paciente. Mantén el «jardín de tu mente y tus emociones» libre de las malas hierbas de la duda y del «no puedo». Agradece lo que ya está ahí para hacerte avanzar. Quizá el resultado no sea exactamente el que querías, pero puedes estar seguro de que es exactamente lo que necesitas para evolucionar hasta un nivel de consciencia más alto.

Confiar

Esta es la parte difícil de la ley de la atracción: desapegarse del fruto de una acción no impide poner la mira en un determinado resultado. Un sabio maestro nos diría: «Crea, imagina, dirige toda tu consciencia a un resultado, pero no te apegues a él».

Desafortunadamente, es muy fácil caer en las trampas de la mente, que hará todo lo posible por ponernos palos en las ruedas («Sí, pero ¿qué pasa si no funciona / no puedo hacerlo / esto no da resultado?»). Nos hace dudar y así perdemos la conexión con la realización de nuestro objetivo.

A menudo, por miedo a no lograr nuestro objetivo, preferimos no intentarlo siquiera. Y es cierto que nunca podemos estar seguros de que la ley de la manifestación vaya en la dirección deseada. Los caminos de la energía son, la mayoría de las veces, inescrutables.

A veces, tenemos la impresión de que estamos haciendo todo lo posible para ver nuestro objetivo realizado –ponemos toda nuestra fuerza, nuestra imaginación y nuestra confianza en ello– y que a pesar de todo no sucede nada. Quedamos sumidos en la decepción y sin fuerzas para continuar.

LA SABIDURÍA DE LOS ANCIANOS

Los ancianos nos tranquilizan: no estamos solos en la senda vital, contamos con guías espirituales y con la protección de los ancianos y *aumakuas* (ver la página 14). Además, tenemos a nuestro «ser interior» y a otras muchas fuentes de ayuda. Todos estos ayudantes saben lo que es mejor para nosotros, las experiencias que pueden ayudarnos a progresar. Lo que creemos que queremos puede no convenirnos. Y a veces, hay otras experiencias que necesitamos vivir para poder avanzar. Hasta que no pasemos por ellas, nada más puede suceder.

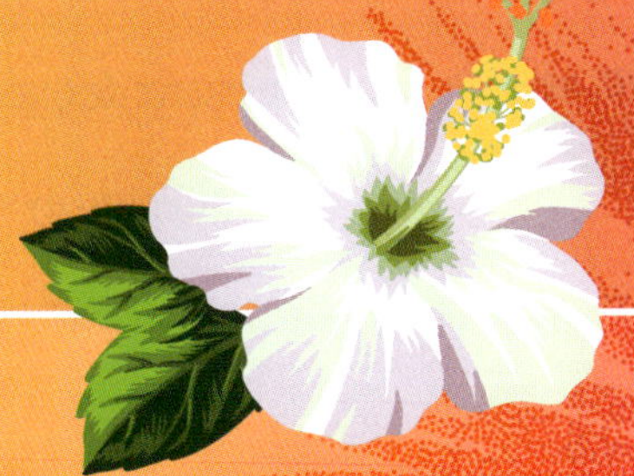

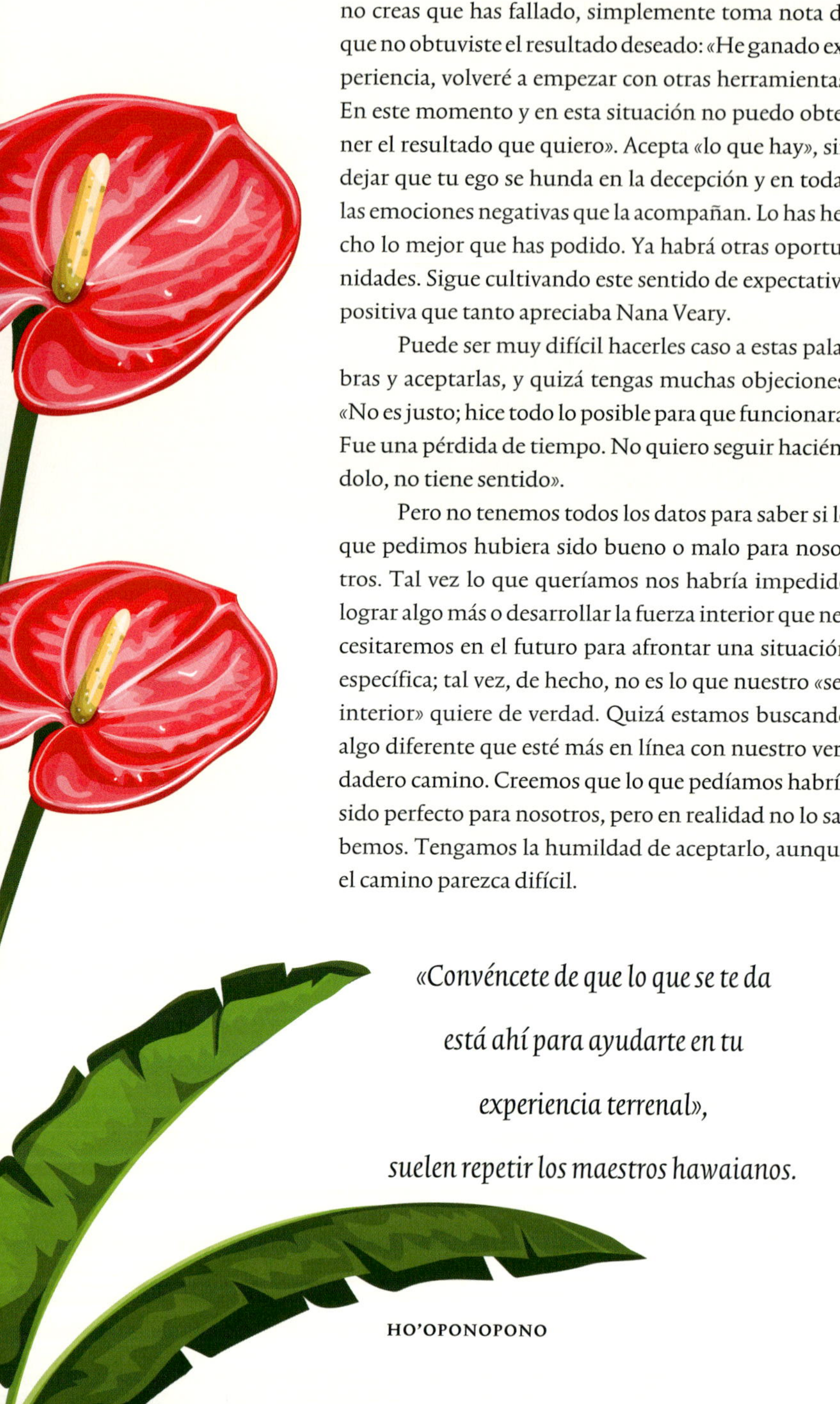

Una vez más, si lo que pediste no se materializa, no creas que has fallado, simplemente toma nota de que no obtuviste el resultado deseado: «He ganado experiencia, volveré a empezar con otras herramientas. En este momento y en esta situación no puedo obtener el resultado que quiero». Acepta «lo que hay», sin dejar que tu ego se hunda en la decepción y en todas las emociones negativas que la acompañan. Lo has hecho lo mejor que has podido. Ya habrá otras oportunidades. Sigue cultivando este sentido de expectativa positiva que tanto apreciaba Nana Veary.

Puede ser muy difícil hacerles caso a estas palabras y aceptarlas, y quizá tengas muchas objeciones: «No es justo; hice todo lo posible para que funcionara. Fue una pérdida de tiempo. No quiero seguir haciéndolo, no tiene sentido».

Pero no tenemos todos los datos para saber si lo que pedimos hubiera sido bueno o malo para nosotros. Tal vez lo que queríamos nos habría impedido lograr algo más o desarrollar la fuerza interior que necesitaremos en el futuro para afrontar una situación específica; tal vez, de hecho, no es lo que nuestro «ser interior» quiere de verdad. Quizá estamos buscando algo diferente que esté más en línea con nuestro verdadero camino. Creemos que lo que pedíamos habría sido perfecto para nosotros, pero en realidad no lo sabemos. Tengamos la humildad de aceptarlo, aunque el camino parezca difícil.

«Convéncete de que lo que se te da

está ahí para ayudarte en tu

experiencia terrenal»,

suelen repetir los maestros hawaianos.

También es posible que, aunque conscientemente hayas hecho todo lo posible para que tu objetivo se realice, tu inconsciente haya estado enviando otros mensajes contradictorios. «No lo merezco» es una «orden» inconsciente muy común. Para asegurarnos de que nuestros mecanismos inconscientes no nos bloqueen, los sabios nos instan constantemente a despejar nuestra memoria (volveremos a esto en el tercer capítulo de este libro). Librarnos de viejos recuerdos y mecanismos nos alivia y asimismo nos ayuda a mantener el camino despejado para que la ley de la manifestación pueda producir resultados positivos.

También podría ser que nuestra voluntad estuviera enfrentándose a una voluntad colectiva: la voluntad de un grupo enorme cuyas energías acumuladas son más poderosas.

¿Has notado alguna vez que si transitas en hora punta por una ciudad, aunque no tengas prisa, terminas caminando más rápido e incluso te molesta que alguien que esté delante de ti vaya despacio? Tu deseo de mantener la calma no es capaz de imponerse a la energía circundante.

Podrías pensar que hay muchos «quizá» y muchas preguntas para las que no hay respuestas. ¡Y tendrías razón! Pero, sin duda, la sabiduría consiste en aceptar el resultado, sea cual sea, incluso aunque sea la ausencia de un resultado tangible. Tú has hecho tu parte; puedes estar orgulloso de la energía que empleaste. Pusiste toda la carne en el asador. El resto no depende de ti, y, en cierto modo, no te concierne.

Una vez que hemos estudiado el poder del pensamiento –tanto el positivo como el negativo– y comprendido cómo podemos utilizar la ley de la atracción, llega el momento de examinar otro aspecto importante del *pono*: aprender a tener la perspectiva correcta de lo que está sucediendo en y alrededor de nosotros. Este es el tema del siguiente capítulo.

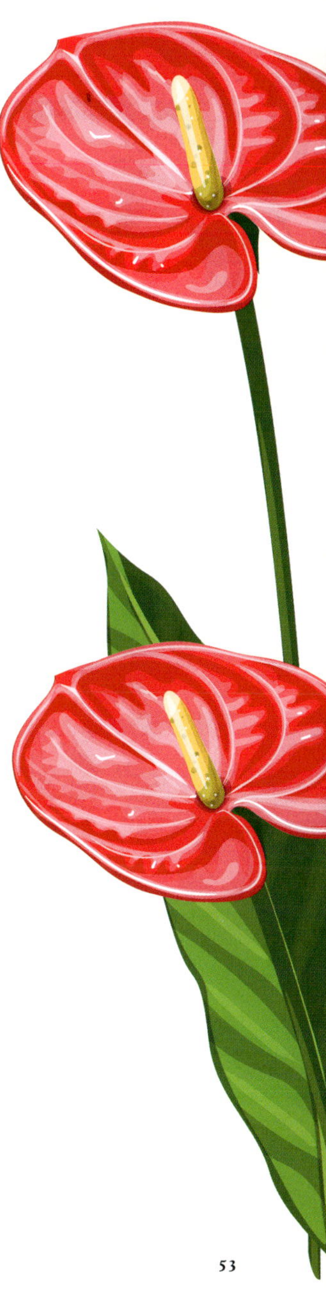

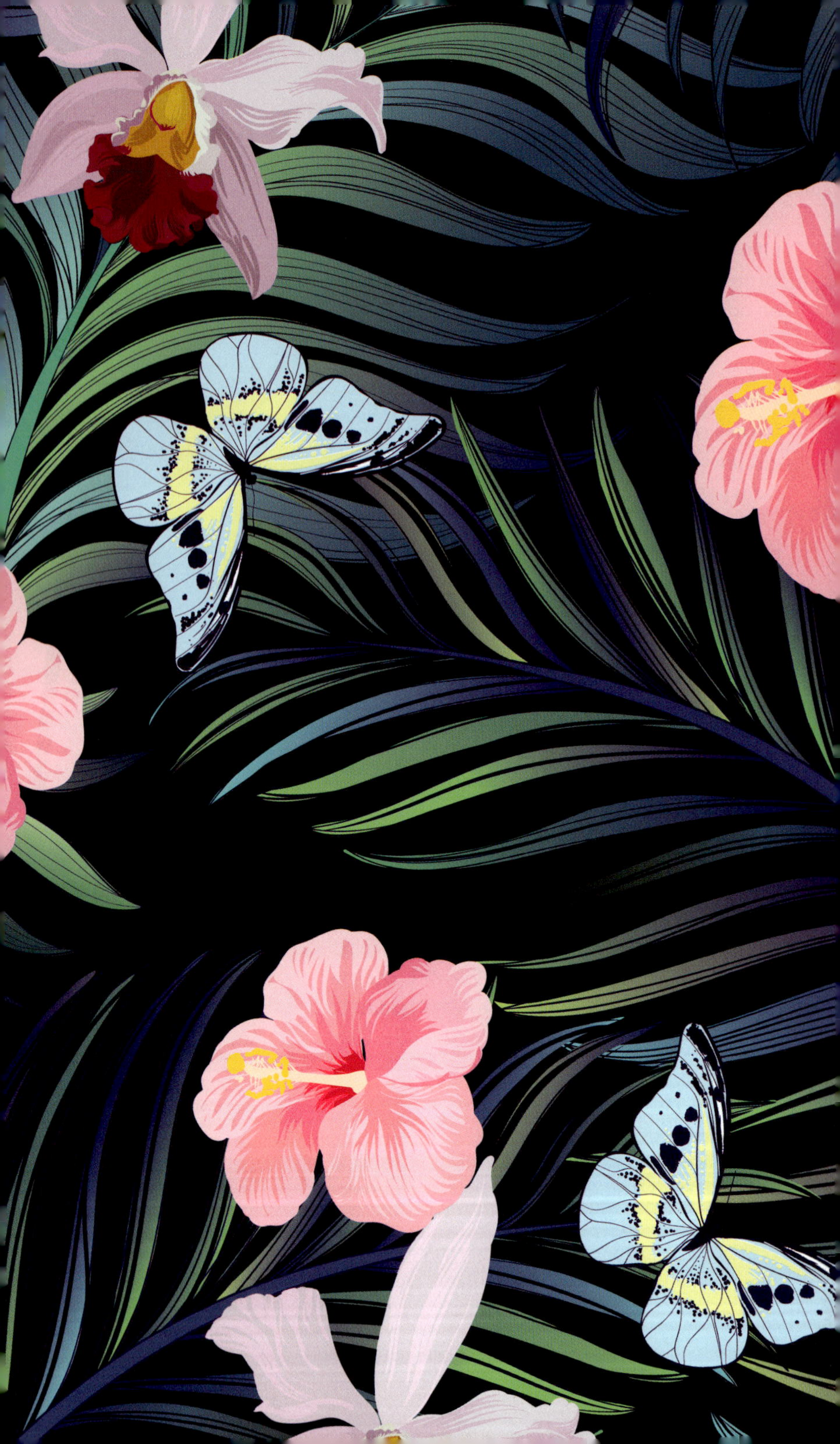

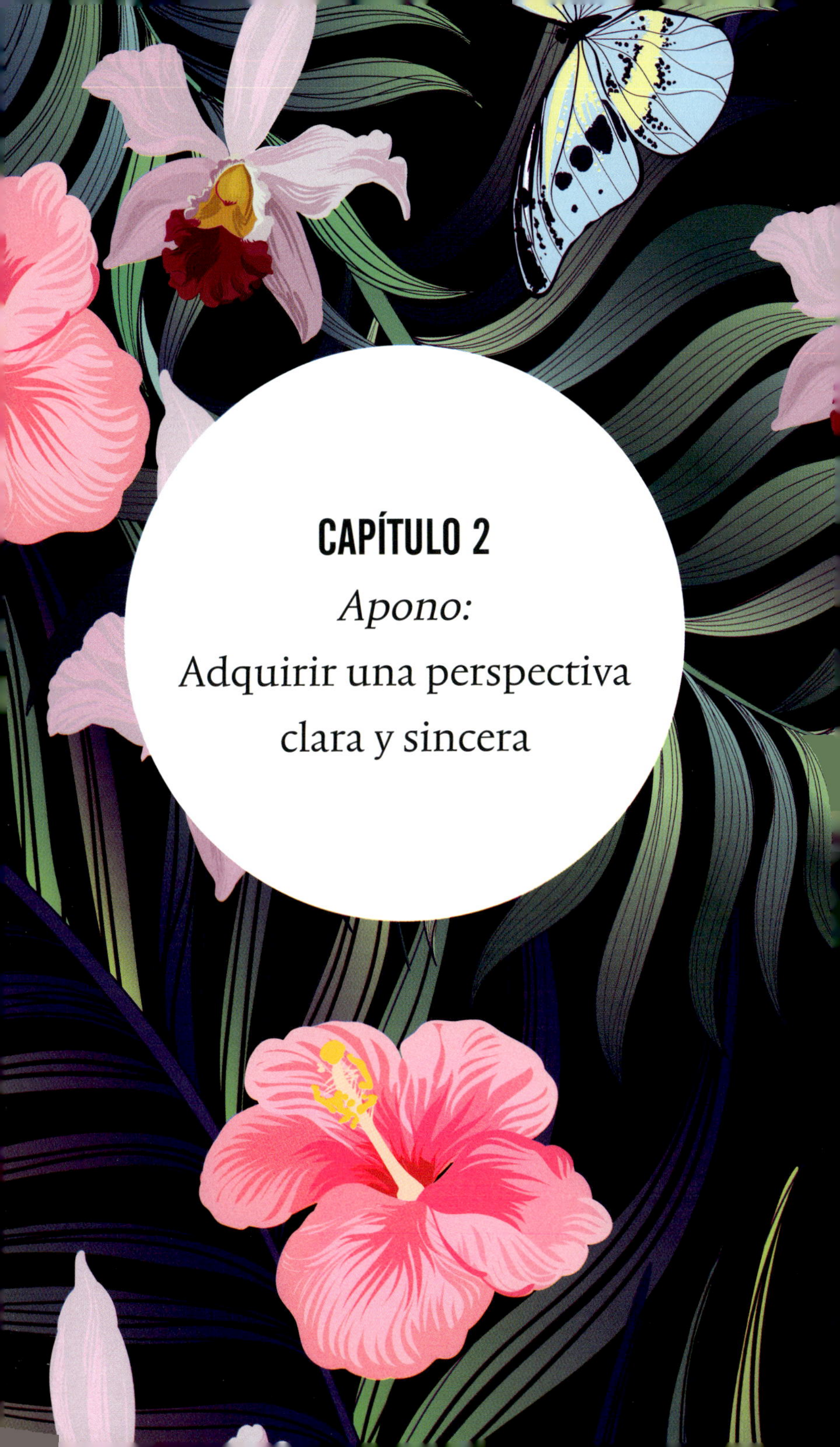

CAPÍTULO 2
Apono:
Adquirir una perspectiva
clara y sincera

La mayoría de nosotros no estamos contentos con la realidad de nuestras vidas. Nuestras metas y sueños de la infancia no llegaron a materializarse y muchas veces la vida no se parece en nada a como la habíamos imaginado. Así que pasamos mucho tiempo quejándonos, lamentándonos de las decisiones tomadas y diciendo sin parar «si tuviera esto o aquello...».

Los ancianos de Hawái afirman que aceptar la realidad «tal como es», sin resistencia, nos hará libres y nos permitirá reaccionar de forma apropiada. No hablan de resignación, sino de adoptar una perspectiva clara y sincera de la realidad. Nos enseñan que al practicar la ley de la aceptación estaremos en paz con el mundo y el paso del tiempo. Y esta paz trae alegría.

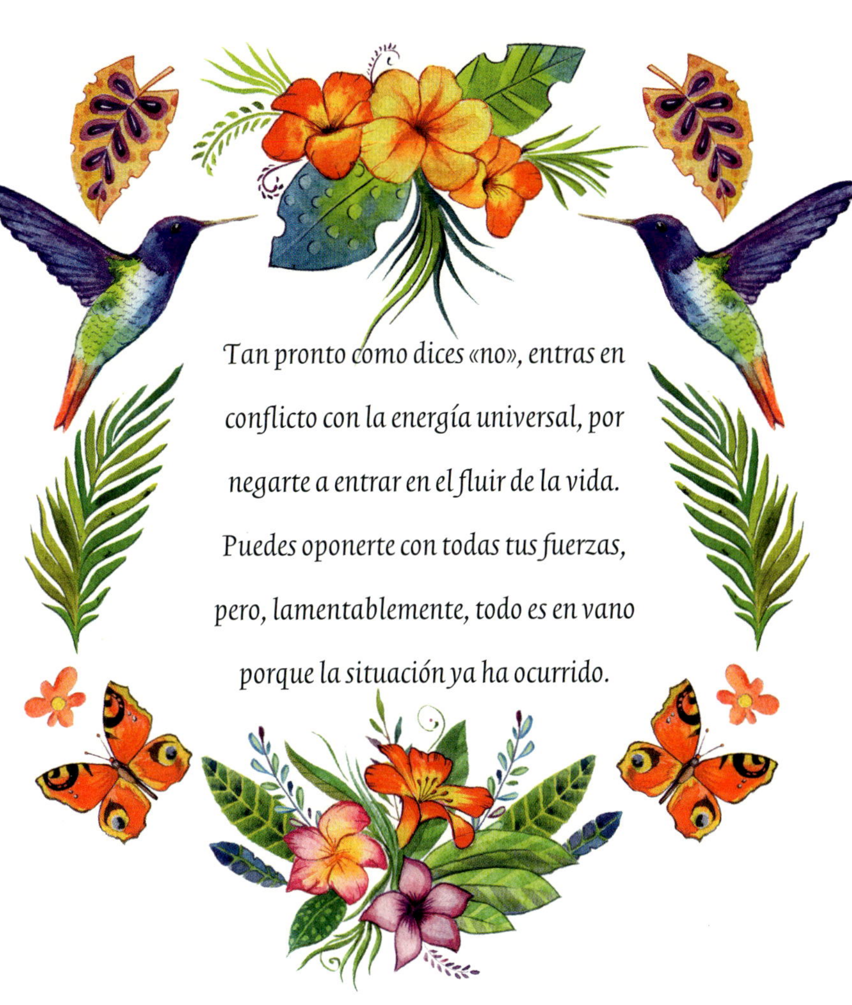

Tan pronto como dices «no», entras en conflicto con la energía universal, por negarte a entrar en el fluir de la vida. Puedes oponerte con todas tus fuerzas, pero, lamentablemente, todo es en vano porque la situación ya ha ocurrido.

ACEPTAR LO QUE HAY

El gran malestar de nuestras sociedades modernas es nuestra permanente lucha contra la realidad. El «no» se convierte en una forma de pensar. Negarse a enfrentarse a la realidad se ha convertido en una forma de vivir muy arraigada en nosotros. La mayoría de las veces, nos negamos a aceptar las cosas como son; en cambio, pasamos al territorio hostil de la queja y nos instalamos allí.

Al negar la realidad, nos negamos a ver «lo que hay» y esto nos crea un doloroso conflicto interior. Las emociones que surgen a consecuencia de esto son difíciles de manejar y causan una agitación interna que conlleva una profunda sensación de ansiedad.

Solemos pensar que, dándole la espalda a «lo que hay», podemos protegernos y así evitar el dolor. De hecho, ocurre justo lo contrario. La resistencia que oponemos cuando nos negamos a ver las cosas como son nos causa aún más sufrimiento.

Lo terrible e implacable del asunto es que independientemente de cómo decidamos vivir una situación, no podemos escapar de esta, dado que ya ha ocurrido. La única opción que nos queda ahora es decidir cómo reaccionaremos ante ella. En cada momento de nuestras vidas, tenemos que elegir la manera de enfrentarnos a nuestras experiencias. Y estas elecciones son las que determinarán nuestra realidad y nuestra perspectiva del mundo.

Esta relación con el mundo define nuestro estado de ánimo, ya sea en relación con acontecimientos insignificantes, como que alguien nos empuje en la calle o se apropie del espacio de estacionamiento que habíamos visto; o asuntos importantes, como una separación, una enfermedad grave, la muerte de un ser querido o la ansiedad por el envejecimiento. No siempre elegimos lo que nos sucede (al menos conscientemente); en cambio, siempre podemos elegir cómo reaccionar ante las situaciones (aunque nuestras elecciones sean casi siempre inconscientes y nuestras reacciones automáticas).

Ha llegado el momento de hacerse las siguientes preguntas: «¿Qué voy a hacer con esta situación que estoy experimentando? ¿La utilizo como una oportunidad para crecer y aprender algo sobre mí mismo? ¿O me desmorono y pierdo mi armonía interior porque es demasiado difícil?». ¡Tú eliges! Y es aquí donde entra en juego tu libre albedrío. Tienes el poder de elegir la manera más apropiada de responder a una situación: una manera *pono*, en el aquí y ahora, o una reacción impulsiva y compulsiva dictada por tus recuerdos, hábitos, cansancio o estados de ánimo.

«Acepta las cosas como son» es un viejo adagio que a menudo se interpreta como «resígnate». Pero esta no es la lección que nos enseñan los ancianos hawaianos. Como también dicen los maestros hindúes: «La negación es inútil».

Al aceptar plenamente «lo que hay», nos convertimos en parte del fluir natural de la vida y somos uno con él. No hay un «yo» separado de «el mundo», o un «yo» y «lo que veo», sino que hay un «yo en el mundo», que observa lo que sucede sin juzgar. Lo que es, es perfectamente neutro desde el punto de vista de la energía. Lo que sucede –la situación que está ocurriendo en un momento dado– simplemente «es». Son nuestros pequeños cerebros humanos los que constantemente quieren interpretar, juzgar y clasificar las cosas.

Obtener una perspectiva clara puede ser doloroso. A menudo, no queremos aceptar las cosas como son y encontramos mil maneras de ordenar la realidad a nuestro gusto para evitar sentirnos mal, avergonzados o heridos.

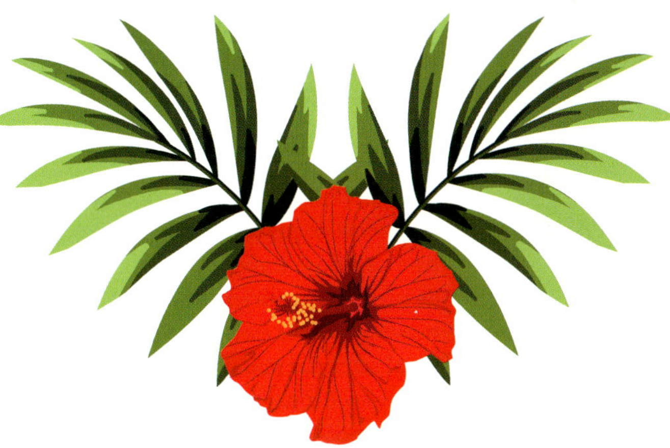

Cuando algo ocurre, ya está en el presente. Está

sucediendo, sean cuales sean los porqués y los cómos.

No aceptarlo provoca una confusión interna tan

grave que puede dejarnos sin fuerzas.

Para afrontar la realidad tal como es hace falta coraje, porque se trata de aceptar las cosas que no nos gustan y verlas como son, sin engañarse ni tratar de justificarlas.

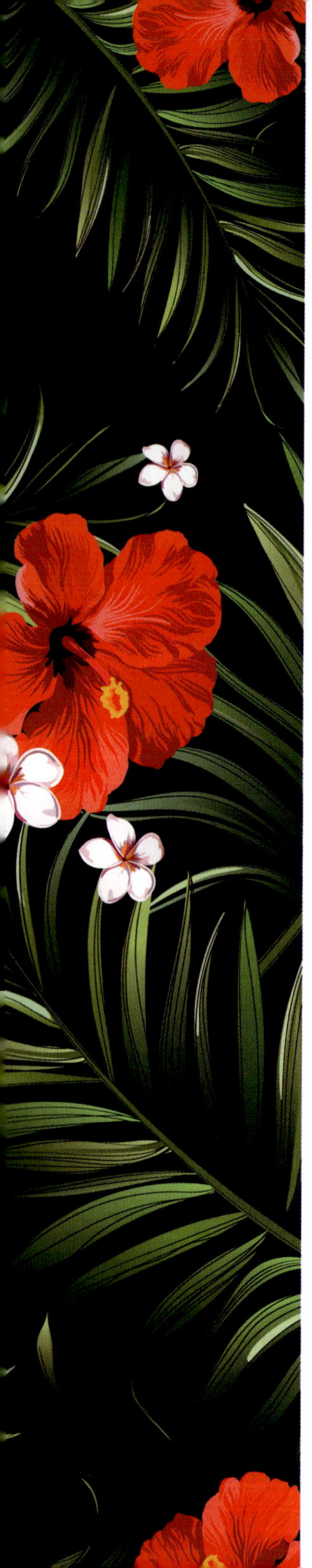

¡Cuando el vecino te fastidia!

Cada día, con la primera luz del amanecer, un hombre arranca su moto delante de tu casa. El ruido te despierta, y eso te disgusta porque no puedes volver a dormirte y estás de mal humor el resto del día.

Es un fastidio. Y también es un hecho, y es tu realidad. Sin embargo, si empiezas a alimentar este sentimiento de ira, se convertirá en un abrigo que llevas siempre puesto. Ahora sabes que este sentimiento no sirve para nada. A menos que aceptes «lo que hay», lucharás contra sus efectos y, lo mismo que alguien que intenta nadar contra la marea, terminarás agotado. De hecho, la única opción que te queda es aceptarlo. Sin embargo, puedes plantearte diferentes soluciones para resolver tu problema: hablar tranquilamente con el vecino para ver si es posible llegar a una solución (puede que no sea consciente de que te está molestando), usar tapones para los oídos, elegir incorporar este ruido a tu ciclo de sueño como un «marcador» al comienzo de un nuevo día, etc. La acción que decidas tomar te servirá para alcanzar tu objetivo, ya sea que el ruido cese o que sencillamente optes por no dejar que te siga molestando. Porque, por otro lado, sentirse molesto no es útil; solamente te fastidia a ti.

No siempre acertamos, y es inevitable que, en las diversas experiencias que la vida nos presenta, caigamos a veces en autoengaños mentales y emocionales que provocan una confusión interior poblada de pensamientos obsesivos y futuros improbables. Nuestra mente entra en barrena y nos desvía del rumbo. Todos podemos caer en esa trampa, pero la perspectiva de la vida que nos ofrecen los maestros hawaianos nos permite dar la vuelta a la tortilla y detener el curso de nuestros pensamientos, diciéndole «basta» al continuo fluir de juicios que inundan nuestras mentes y emociones.

¿Cuántas veces has creído que alguien te miraba con desprecio? Te sientes inseguro, juzgado, criticado, y no es un sentimiento agradable. En vez de dejar que esta emoción se apodere de ti, afróntala, obsérvala y actúa para que no perturbe tu bienestar interior. Por ejemplo, puedes hacerle a la persona en cuestión una sencilla pregunta: «Tengo la impresión de que me estás juzgando; ¿podrías explicarme lo que pasa?».

Al menos te enfrentarás a esa desagradable sensación en lugar de permitirte hacer suposiciones. Si el otro es sincero contigo y consigo mismo, te dirá la verdad: «Sí, tienes razón» o «No, en absoluto, estaba pensando en otra cosa y mi actitud no tiene nada que ver con lo que me has dicho». Cualquiera que sea su respuesta, habrás buscado información, identificado los sentimientos que el otro despertó en ti y elegido no permitir que saquen lo peor de ti. Además, habrás puesto en marcha una estrategia que te ayuda a entender lo que sucede. De esta manera, habrás impedido que tu imaginación se invente toda clase de dramas, y en lugar de una mera suposición, conocerás los hechos, o al menos serás testigo de una reacción que te dirá un poco más sobre el otro. Ahora depende de ti decidir qué hacer al respecto.

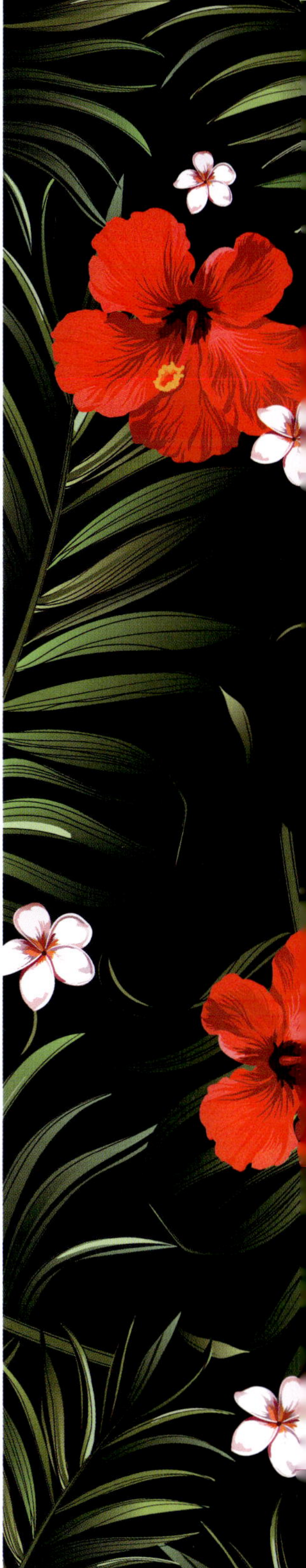

ACEPTAR QUE NO VES EL PANORAMA COMPLETO

Una de las cosas más difíciles de aceptar para nuestros cerebros es el hecho de que no lo controlamos todo y de que hay muchas circunstancias que nos parecen «impuestas». La mayoría de las veces, no entendemos lo que sucede en nuestras vidas. Podemos buscar todas las razones que queramos, dar infinidad de explicaciones y desarrollar todo tipo de teorías, pero casi nunca obtendremos respuesta a nuestras preguntas. Eso sería lo ideal, por supuesto. Imagina cómo sería si cada vez que sufrieras un contratiempo fuerte, o te sucediera algo maravilloso, alguien tocara el timbre de tu puerta y te explicara por qué sucedió, describiendo todo el proceso que había llevado a este resultado: el funcionamiento de tu subconsciente que te llevó a tomar una decisión, que tuvo una consecuencia, que causó un resultado, que..., y así sucesivamente.

Pero, naturalmente, las cosas no funcionan así. En nuestras vidas hay muchos acontecimientos que no tienen una explicación clara. Los hawaianos dicen: «No tenemos el cuadro completo»; no vemos lo que hay alrededor del borde del «cuadro de la vida» que estamos dibujando cada día. Hemos de aceptar este hecho porque resistirnos a él nos lleva a la confusión y nos impide responder correctamente a lo que nos está sucediendo.

Puede resultarnos muy difícil porque nos sentimos impotentes ante la fuerza de esta energía universal. A menudo, una sensación desagradable invade nuestra mente: «¿Por qué me está pasando esto? No he hecho nada para merecérmelo». Muchos vivimos con una sensación de injusticia.

Pero lo cierto es que «lo que hay» sigue siendo lo único que existe. Aunque no entendamos por qué pasó lo que pasó, tenemos que empezar a inclinarnos hacia la aceptación. Aceptar la situación es la única manera de alcanzar la paz interior. Esto no nos impide hacer lo correcto, pero nos permite dejar de desgastarnos en una batalla perdida de antemano y centrarnos en la acción que debemos tomar.

Elegir la aceptación es tener la sabiduría de reconocer que es imposible retroceder en el tiempo: «No tengo control sobre el pasado, pero puedo tomar decisiones en el presente». Elijo fluir con lo que la vida me trae, con total confianza.

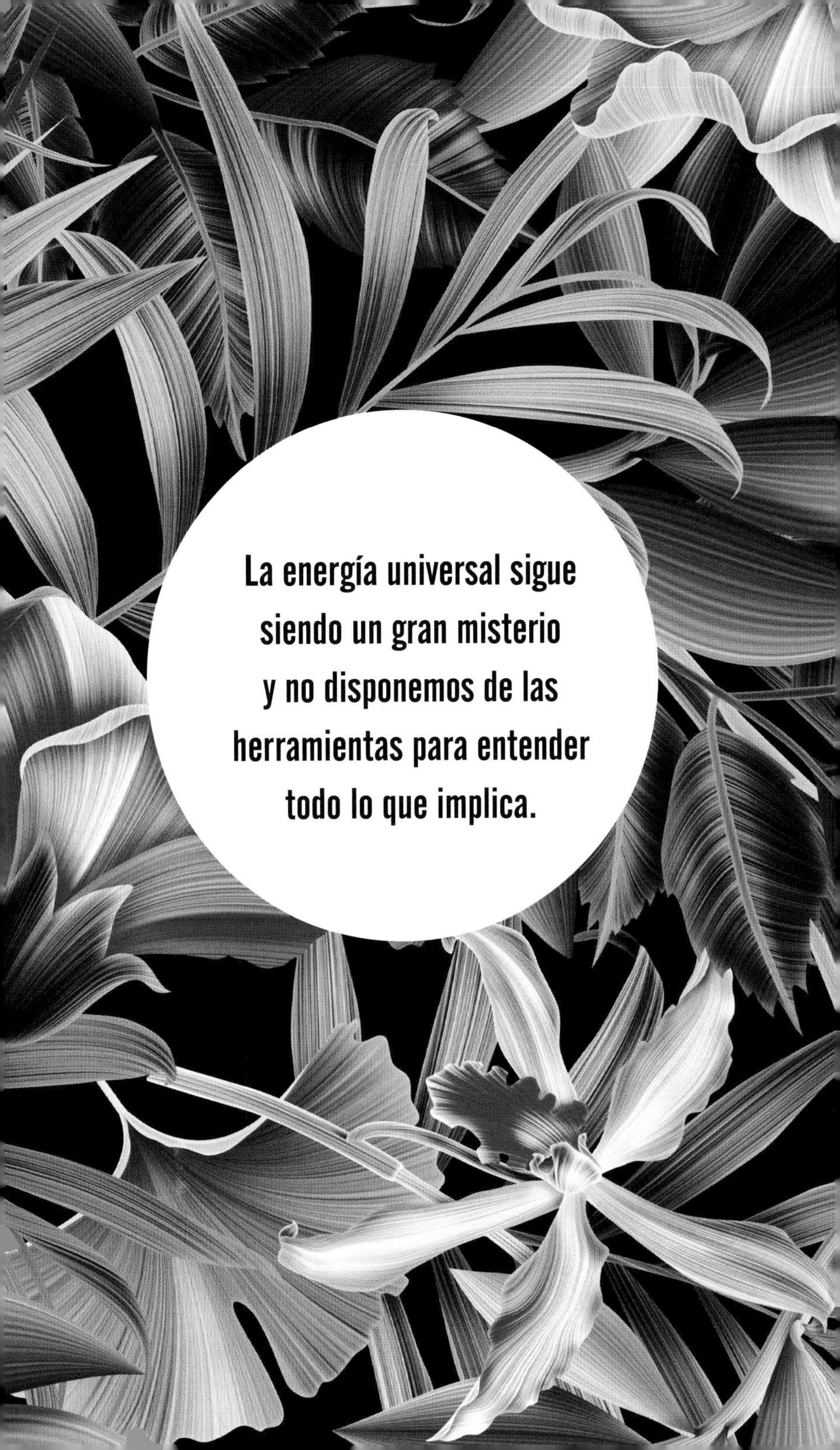

La energía universal sigue siendo un gran misterio y no disponemos de las herramientas para entender todo lo que implica.

La confianza (*Hilina i*) es una de las piedras

angulares de la filosofía hawaiana

y una forma que nos permite a todos aprender a soltar.

Es uno de los colores que añadir a la imagen de tu nueva vida.

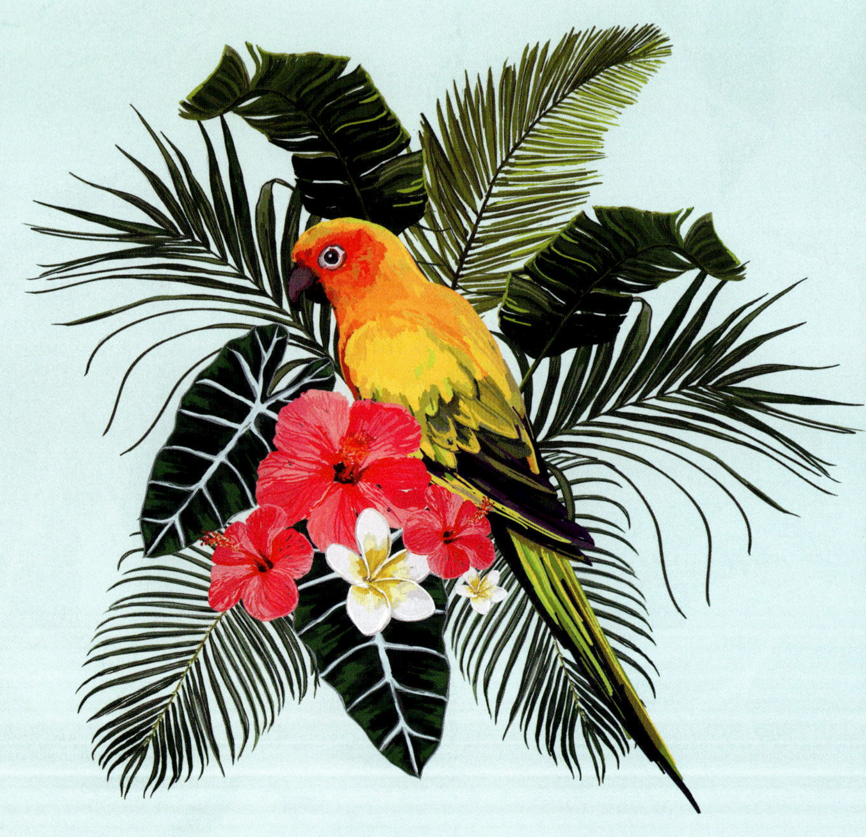

Gracias a la confianza podemos entender y aceptar el hecho de que no estamos solos en la vida. Aumentar la confianza desarrolla nuestra intuición de que todo sirve al propósito de la inteligencia universal y expande nuestra conciencia del respeto inquebrantable que debemos tener por la vida y todas sus formas. La tía Mahealani suele decir: «El tiempo correcto, el espacio correcto, el ser correcto».

¿Reaccionas o actúas?

Llevas mucho tiempo esperando un ascenso y sabes que cuentas con muchas posibilidades de conseguirlo. Ya te has imaginado en qué consistirán tus nuevas tareas y estás seguro de que te elegirán. Sin embargo, cuando se anuncia el candidato seleccionado –desastre– ¡no eres tú!

Y ahí mismo, te asaltan toda una serie de sentimientos: desánimo, decepción, ira... Tu cerebro va a mil revoluciones, preguntándose: «¿Por qué? ¿Qué es lo que he hecho mal? ¿Realmente me aprecian en lo más mínimo?».

Puedes retirarte y permanecer encerrado en este estado mental durante días o incluso meses, con consecuencias negativas para ti, tu familia y tus compañeros de trabajo. O puedes empezar a inclinarte hacia una aceptación tranquila de la situación. No conseguiste el ascenso: es un hecho, y no puedes hacer retroceder el tiempo. ¿Estás decepcionado? Sí. ¿Este sentimiento te ayuda a seguir adelante? ¡No! Al aceptar la situación, aunque no entiendas el porqué de esta, y desechar suavemente tus sentimientos negativos, podrás ver finalmente con claridad las acciones que debes tomar. La aceptación te permitirá volver a poner tu vida en marcha y decidir qué hacer.

¿Quieres quedarte donde estás? Tal vez sea el momento adecuado para cambiar de trabajo. Quizá necesites actualizar tu currículum, tirar de algunos contactos y ver qué sucede. Decide hacerlo lo mejor que puedas y luego deja que el universo te ofrezca las

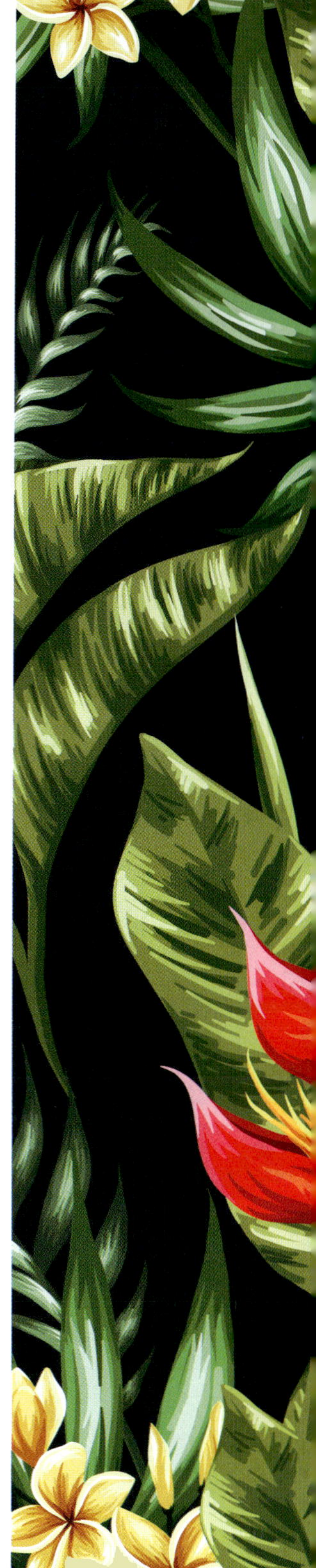

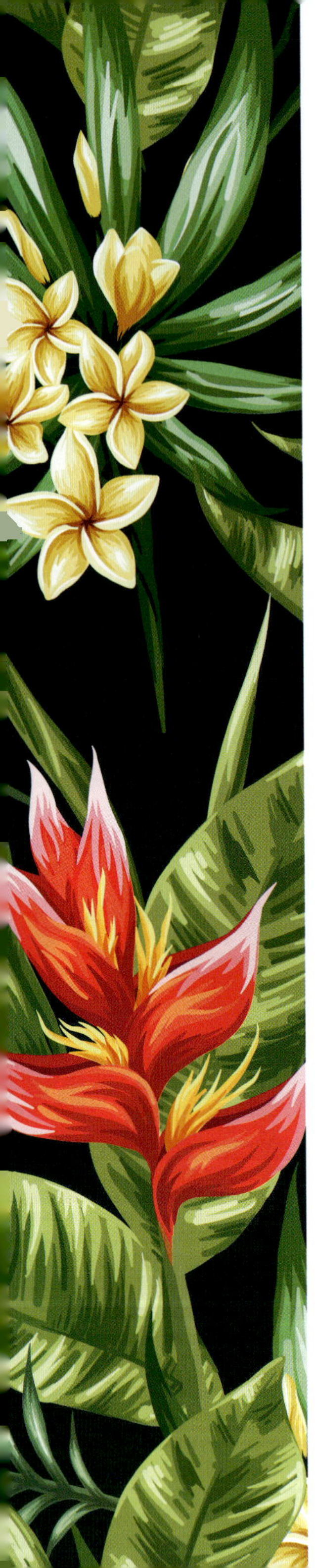

oportunidades a tu alcance. Habrá soluciones a todas estas preguntas y acciones, y entonces podrás seguir tus instintos, confiando en que el camino que elijas será el correcto para ti.

Puede parecer bastante sencillo hacer esto en situaciones cotidianas, pero ¿qué sucede con las más dolorosas? La «tarea» es la misma, pero a menudo nos lleva mucho más tiempo porque nuestros sentimientos son más persistentes y penetrantes, y las heridas son más profundas. Sin embargo, para continuar nuestro periplo vital, es fundamental que perseveremos, sin cargar con el peso del remordimiento, el arrepentimiento o la ira. Una vez más, es una elección: ¿elegimos seguir adelante y aceptar, o elegimos llegar a un punto muerto, cerrar las puertas al fluir de la vida y permanecer enclaustrados en esos lugares oscuros de nuestro interior a donde nunca llega la luz?

Descubres que estás enfermo y tu futuro parece incierto. Por supuesto, tu reacción inmediata podría ser un sentimiento de injusticia, rebeldía o desánimo. Y estos sentimientos son útiles para ayudarte a procesar esta nueva situación. Pero si persisten dejan de servirte, porque te agotan y te drenan de energía vital.

Así que date un tiempo para permitir que todos estos sentimientos pasen por tu mente, pero decide no dejar que se asienten y se sientan demasiado cómodos en ella.

Tras esta primera fase, y gracias a la sabiduría del *pono*, puedes elegir trabajar consistentemente para aceptar la situación, y aceptar que probablemente no obtendrás la respuesta a «¿por qué yo?».

El *pono* puede convencerte de que esta experiencia es útil para tu desarrollo, para tu ser interior y para tu despertar, así que puedes elegir aceptarla, aunque tu mente siga luchando contra la situación. Puedes decidir actuar para cambiar esta realidad mediante la medicina (donde sigues siendo dueño de tus elecciones terapéuticas), las meditaciones, la práctica del perdón, los masajes, la nutrición y el encuentro con los demás. Entonces, puedes cuestionar cuál era tu vida y tus elecciones antes de esto. Gracias a estas nuevas elecciones, tu vida puede cambiar. Has despejado el camino para que aparezcan las respuestas correctas, o las respuestas y el pensamiento del *pono*. En cuanto a la enfermedad, es una nueva compañera, que se quedará o se irá. El futuro no te pertenece, y tampoco el «porqué». Solo te interesa el presente, y tu elección de vivir el *pono*, despejar tu vida y jugar las cartas que te ha repartido el universo. El resto no te concierne; no conoces el panorama general, y necesitas aceptarlo.

Las pruebas de la vida, ya sean grandes o pequeñas, a menudo nos hacen reevaluar la forma en que actuamos, nuestra manera de pensar, nuestros hábitos y nuestras elecciones. Nos incitan a volver a la carretera y a viajar en nuevas direcciones, y nos animan a desarrollar nuestra conciencia. Aunque la vida no siempre sea fácil, sirve a un propósito que probablemente seguirá siendo un misterio para nosotros hasta que crucemos al otro lado del arcoíris.

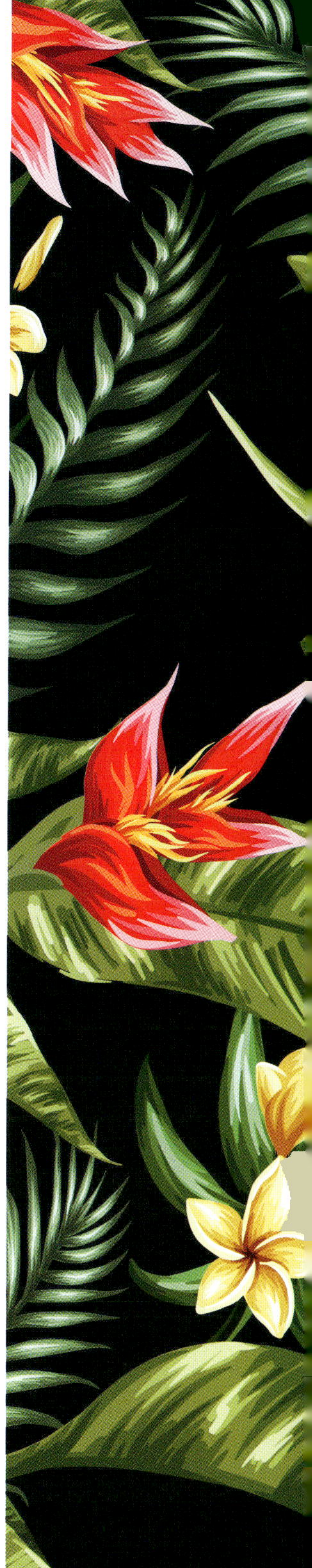

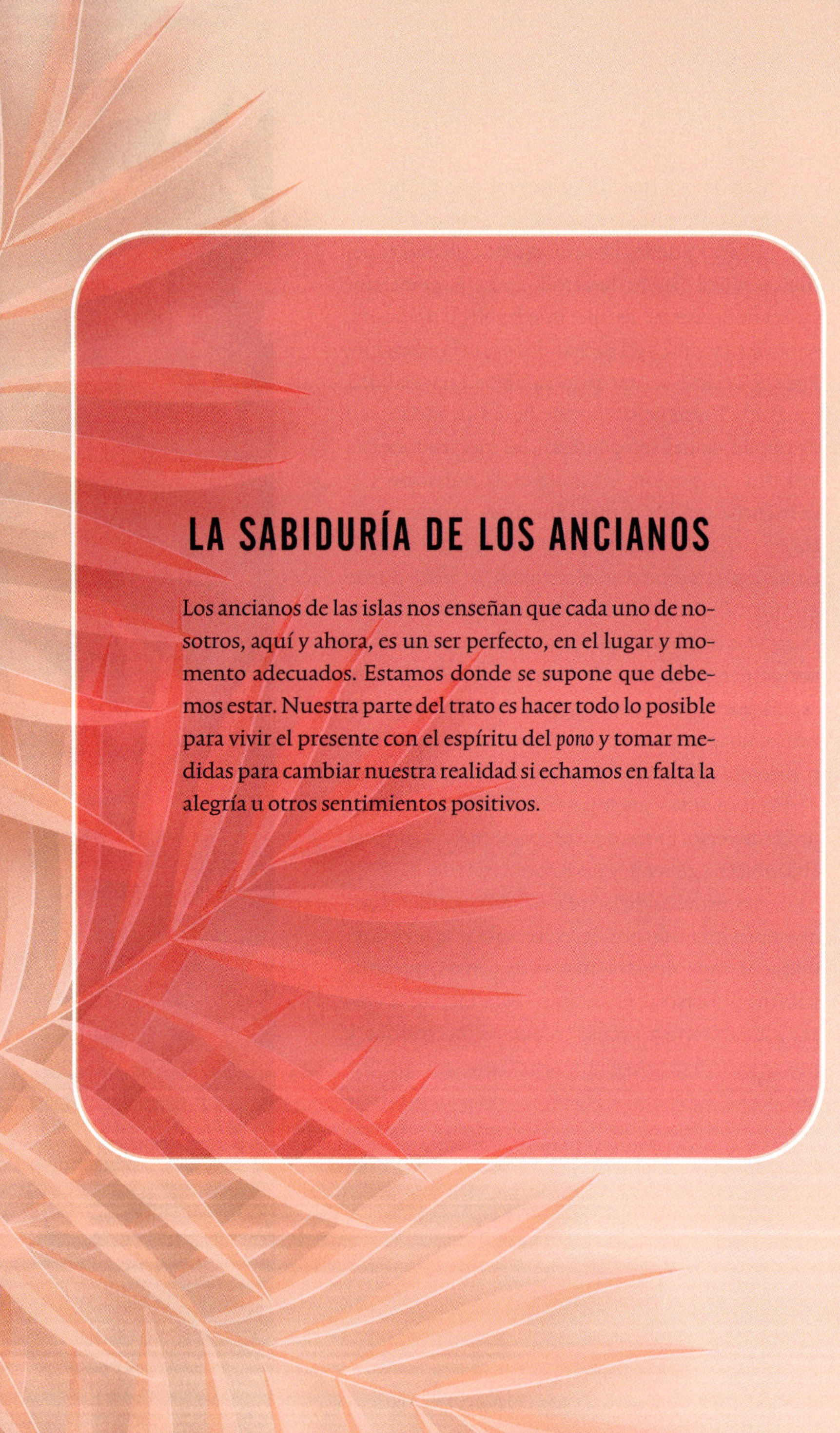

LA SABIDURÍA DE LOS ANCIANOS

Los ancianos de las islas nos enseñan que cada uno de nosotros, aquí y ahora, es un ser perfecto, en el lugar y momento adecuados. Estamos donde se supone que debemos estar. Nuestra parte del trato es hacer todo lo posible para vivir el presente con el espíritu del *pono* y tomar medidas para cambiar nuestra realidad si echamos en falta la alegría u otros sentimientos positivos.

ACEPTAR QUE NADA DURA

Los hawaianos dicen: «*He loli 'ole, Ke 'alo a 'e. He paio koho*» ('El cambio es inevitable, la lucha es una opción'). Y Buda dijo: «La única constante en la vida es el cambio». Cuando observamos la vida de forma objetiva y realista, comprendemos que nada dura, ni las alegrías ni las penas; y, por supuesto, ni siquiera la vida misma, que también está sujeta a esta ley.

Todo lo que comienza llega a su fin. Este es el círculo de la vida, y todas las cosas en la Tierra son parte de este ciclo natural. Este estado permanente de cambio se aplica a todo y a todos: a las personas, a las emociones, a las dificultades, a los problemas, pero también a las grandes alegrías.

Cuando experimentamos algo que nos hace felices, esperamos de todo corazón que nunca termine. Nos gustaría ser capaces de detener el tiempo para poder atesorar esta felicidad. Por el contrario, cuando nos enfrentamos a una situación difícil, querríamos estar «en otra parte» y no tener que enfrentarnos a ella.

Puede ser muy útil recordar este consejo durante los tiempos difíciles. Algunas circunstancias de la vida nos dejan abatidos, tristes y desorientados. Creemos que nunca encontraremos la salida. La vida real se contamina de nuestro humor y somos ciegos a cualquier otra cosa. Sin embargo, este es el punto en el que necesitamos dejar que una pequeña voz nos diga: «Pasará, desaparecerá; mantén el rumbo y sé paciente; mantente centrado y acepta la experiencia; haz todo lo que esté en tu mano para superar la prueba, pero acepta tus emociones como visitantes en tu casa; acepta tu estado actual. No siempre será así. Así es el círculo de la vida, y tú eres parte de él».

Es un hecho inevitable: tanto si lloras por ello como si contemplas serenamente el fluir continuo de la vida, no detendrás ese fluir. La sabiduría nos ayuda a tomar conciencia de este hecho para evitar desperdiciar energía diciendo «no, no quiero». Como nuestra energía es preciosa, es más beneficioso usarla para hacer algo que cambie la situación a la que nos enfrentamos que desperdiciarla en la lucha contra el final inevitable de todo. La buena noticia es que lo negativo, lo mismo que lo positivo, está sujeto a esta ley y, por lo tanto, cesará un día.

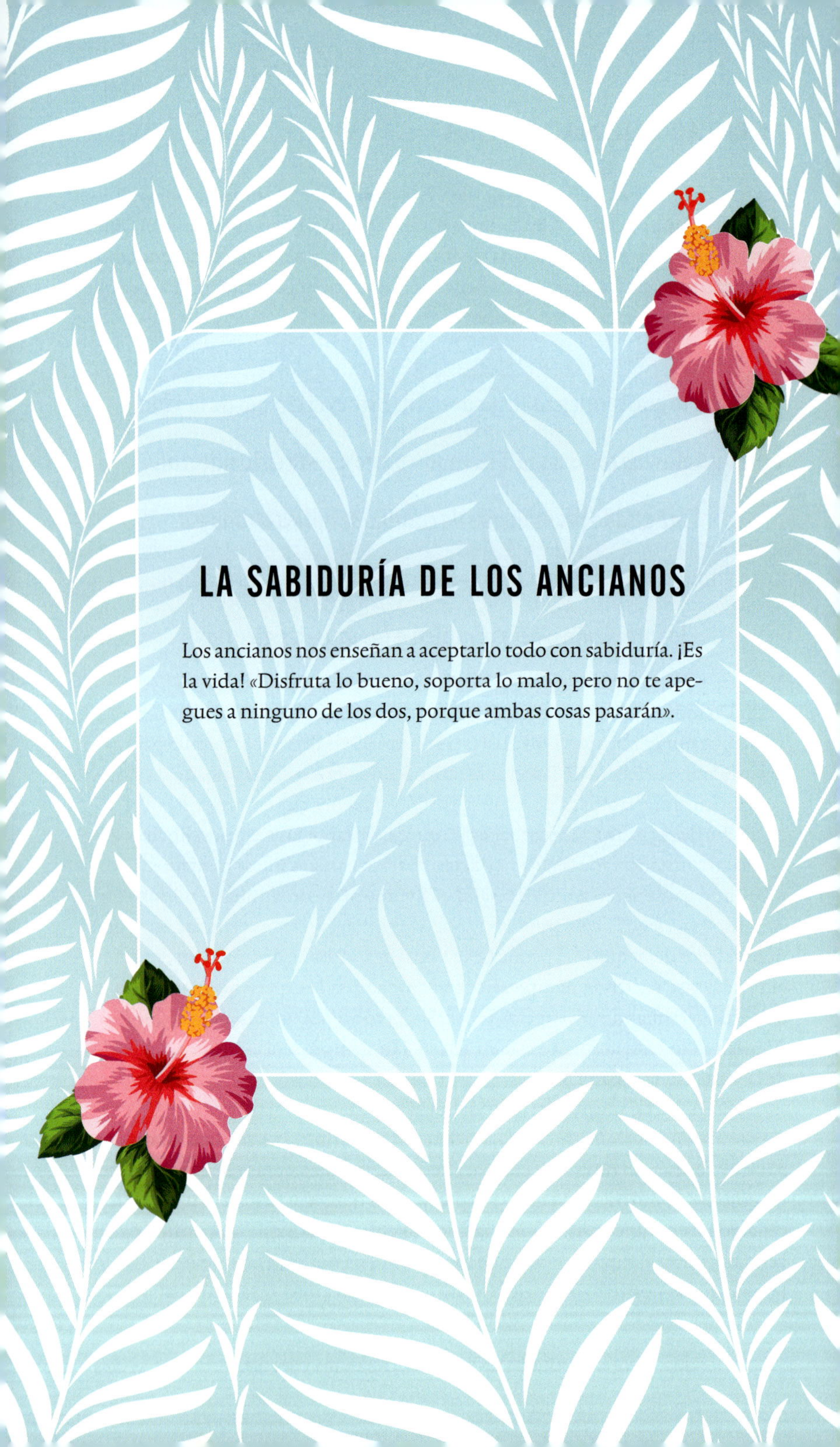

LA SABIDURÍA DE LOS ANCIANOS

Los ancianos nos enseñan a aceptarlo todo con sabiduría. ¡Es la vida! «Disfruta lo bueno, soporta lo malo, pero no te apegues a ninguno de los dos, porque ambas cosas pasarán».

ACÉPTATE COMO ERES

La aceptación también significa aceptarte a ti mismo totalmente, con tus cualidades y defectos. ¿Cómo podemos esperar ver la unidad del universo si no estamos en armonía con cada aspecto de nosotros mismos, porque estamos ocultando –o negándonos a reconocer– nuestro lado «oscuro»?

Hemos de trabajar en la reconciliación con nosotros mismos y aceptar estos lados oscuros de nuestra naturaleza, así como las partes más luminosas. Todas las facetas de la humanidad coexisten en cada uno de nosotros. Ninguno de nosotros es «mejor» que nuestro vecino.

Es nuestra responsabilidad aceptarnos plenamente. Esto no quiere decir que no hagamos ningún esfuerzo por mejorar; solo significa que aceptamos quiénes somos y tenemos una visión clara y sin prejuicios de nosotros mismos. Es esta sinceridad lo que activará la voluntad de cambio en nosotros. Por lo tanto, es esencial que reconozcamos cada parte de nosotros, porque cuanto más neguemos ciertos aspectos, más gritarán para que los reconozcamos; si nos negamos a verlos, seguirán diciéndonos que están ahí y que también merecen atención.

Sin embargo, reconocer nuestras partes «oscuras» no significa darles rienda suelta. Lo normal es que si tienes un invitado en casa y te causa problemas, no vuelvas a invitarlo. Más bien, decidimos evitarlo en la medida de lo posible. Estos llamados aspectos negativos de nuestra naturaleza son huéspedes indeseables y podemos decidir no recibirlos.

En la senda de ho'oponopono, todo lo que forma parte de nosotros está ahí por una razón. Es útil hasta que se convierte en un huésped conflictivo.

Así que si decides que cierto «aspecto» de ti ya no es útil y te impide avanzar o te causa dolor, es hora de limpiar todos los recuerdos relacionados con este comportamiento para deshacerte de él.

LAS LIMITACIONES DE LA MENTE

La mente es un instrumento eficaz para el análisis y la reflexión, pero, en opinión de los maestros hawaianos, es un instrumento limitado, incapaz de captar todas las complejidades del mundo. La mente no puede obtener una comprensión completa porque es, en sí misma, parte del mundo de los fenómenos que está tratando de entender.

La mente solo puede analizar las cosas a partir de lo que conoce: su propio mapa del mundo. Nunca lo comprenderá todo, sino únicamente los elementos que puede procesar o que está acostumbrada a tener en cuenta. De los cientos de

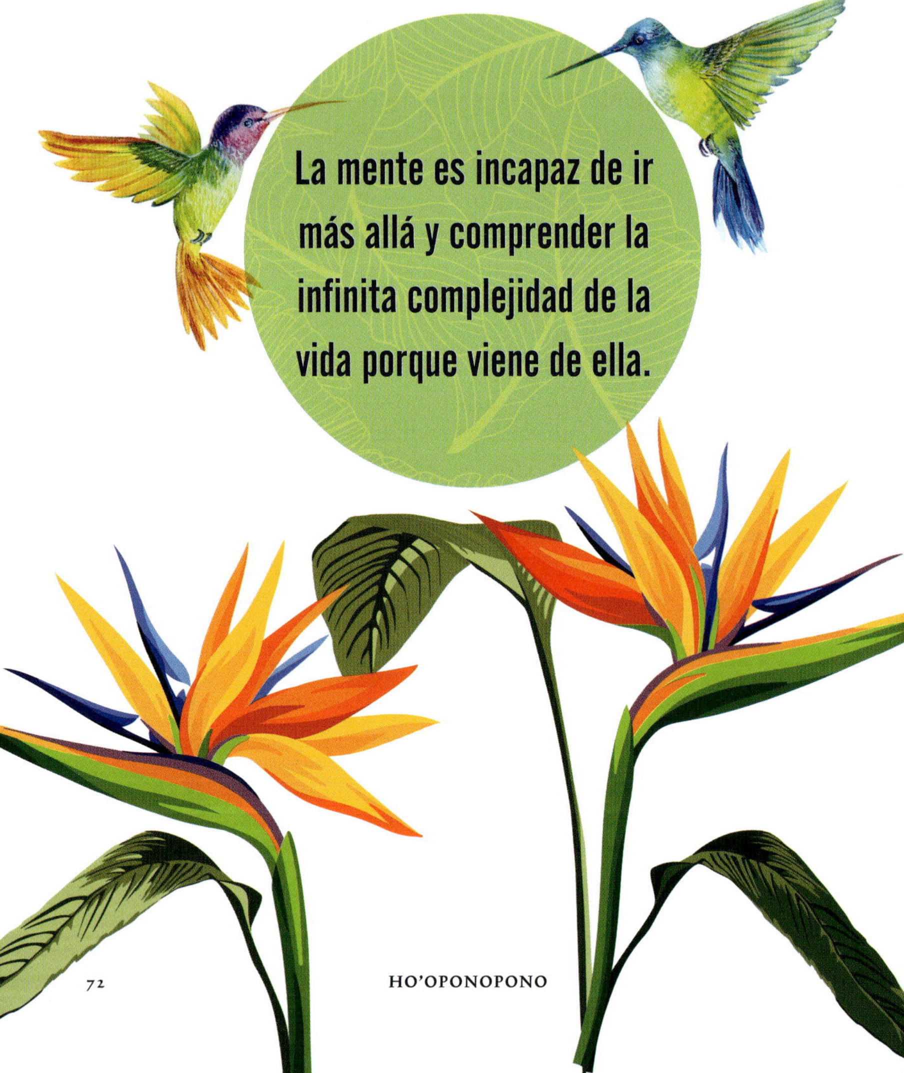

miles de informaciones que llegan a nuestro cerebro, la mente solo «selecciona» una parte infinitesimal e ignora el resto. Esta clasificación se hace de acuerdo con nuestras creencias, nuestros hábitos y nuestros recuerdos. Y a menudo conduce a un análisis negativo de las cosas, lo que limita nuestro potencial.

La mente no «ve»; juzga e interpreta

Ver, en este sentido, significa observar «lo que hay» sin interponer nuestra propia interpretación del mundo. Pero ver de esta manera requiere mucho entrenamiento y desapego porque la mente ha aprendido a jugar a un juego diferente. No sabe «ver». No ha sido entrenada para hacerlo. Solo sabe juzgar e interpretar. Nada es neutro para la mente, que tiene una opinión sobre todo.

Creamos listas impresionantes de prejuicios que provienen tanto de nuestra educación –ideas que nunca hemos cuestionado– como de nuestras experiencias pasadas. Nuestra conducta se basa en una amplia gama de creencias. Estas provienen de las lecciones que aprendimos de la vida así como de lo que nos enseñaron de niños, en una edad en la que nuestra mente estaba todavía libre de prejuicios e impresiones inconscientes.

Y, por supuesto, estos juicios están limitados por su subjetividad. ¿Has notado cómo dos individuos ven la misma situación de formas muy diferentes e interpretan los hechos a su manera? En una pareja, esto puede llegar a resultar casi cómico.

Dos tipos de respuestas

Para alguien que es celoso, la «verdad» es la probabilidad de que su pareja le engañe. A partir de un hecho que en sí no significa nada –ver a alguien besando a su pareja en la mejilla, por ejemplo– el celoso fabricará una «realidad» que encaje con esta «creencia». Sin embargo, lo único que verdaderamente vio fue un beso en la mejilla: esa es la realidad. Es neutra. Pero para alguien celoso, esto significa «mi pareja me está engañando».

En cambio, una persona segura de sí misma podría interpretar el mismo gesto como «quien besa a mi pareja la aprecia, y con razón: mi pareja es maravillosa».

Aquí tienes otro ejemplo. Por la mañana, te levantas y miras por la ventana: está lloviendo. ¡Qué decepción! Este es el único fin de semana que tienes para salir con tu media naranja. Habías planeado una larga caminata y un pícnic. Ahora tus planes se han echado a perder. Puedes pasar el resto del fin de semana deprimido o decidir ser flexible y adaptarte a una situación que no puedes cambiar. ¿Y por qué no salir de tu pequeño mundo egocéntrico y pensar en los agricultores, que llevan días esperando la lluvia?

La mente se siente desagradablemente atraída por lo negativo

El problema es que la mayoría de los juicios que hacemos son negativos y «contaminan» nuestro estado de ánimo. Nunca somos lo suficiente esto o aquello. Nos acostumbramos a criticarnos a nosotros mismos o a los demás, y estas «ondas» negativas inundan nuestra vida cotidiana.

Por sistema, la mente «piensa» que toda experiencia insatisfactoria es un problema. Nos causa emociones desagradables. La mente ha tomado su decisión: no es bueno, es un problema. Clasifica esta experiencia como negativa y, de ahora en adelante, hará todo lo posible para asegurarse de que no volvamos a tenerla. Si algo no funciona como lo habías planeado, te hará sentir decepcionado o culpable («Nunca lo conseguiré», «No valgo para nada»). Y con frecuencia, decidirá que es mejor no intentarlo de nuevo, ya que se bloquea y no quiere correr más riesgos.

Para complicar aún más las cosas, la mente tiene una desafortunada tendencia a tomárselo todo como algo personal. Es muy susceptible y cree que el mundo gira en torno a sí misma. A cada momento nos dejamos llevar por emociones y adoptamos posturas. Durante una conversación acalorada entre amigos, no es raro oír voces que se elevan y gente que se vuelve agresiva o desagradable, porque el tema los ha agitado. Incluso al hablar de algo de lo que apenas sabemos nada, mantenemos firmemente nuestra opinión, y si alguien la contradice, nos enfadamos. ¿Es necesario? Pronto se vuelve agotador alterarse por cualquier idea que no concuerde con lo que queremos o pensamos. Nuestra energía se consume en emociones que suelen ser desagradables y que nos desvían del curso de acción apropiado para la situación.

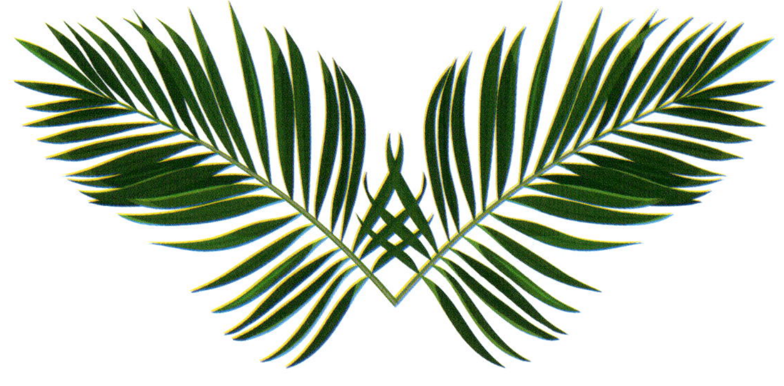

LA SABIDURÍA DE LOS ANCIANOS

En el mundo de las energías, no hay juicios, ni clasificaciones. La experiencia es solo lo que es. La energía universal no juzga; el que juzga eres tú. Y al hacerlo desperdicias innecesariamente la energía vital. Si una crítica entra en tu cabeza, reconócela como tal, y deja correr este pensamiento improductivo. De la misma manera, si una situación sale mal o un proyecto fracasa, acepta el hecho del fracaso, y a continuación trata de entender objetivamente por qué no funcionó y empieza de nuevo. No te castigues por este fracaso; no tiene sentido. Por el contrario, aprende de él y sigue adelante. Cada experiencia es una oportunidad para cambiar, adaptarse, crecer y desarrollar aún más claridad y fuerza interior.

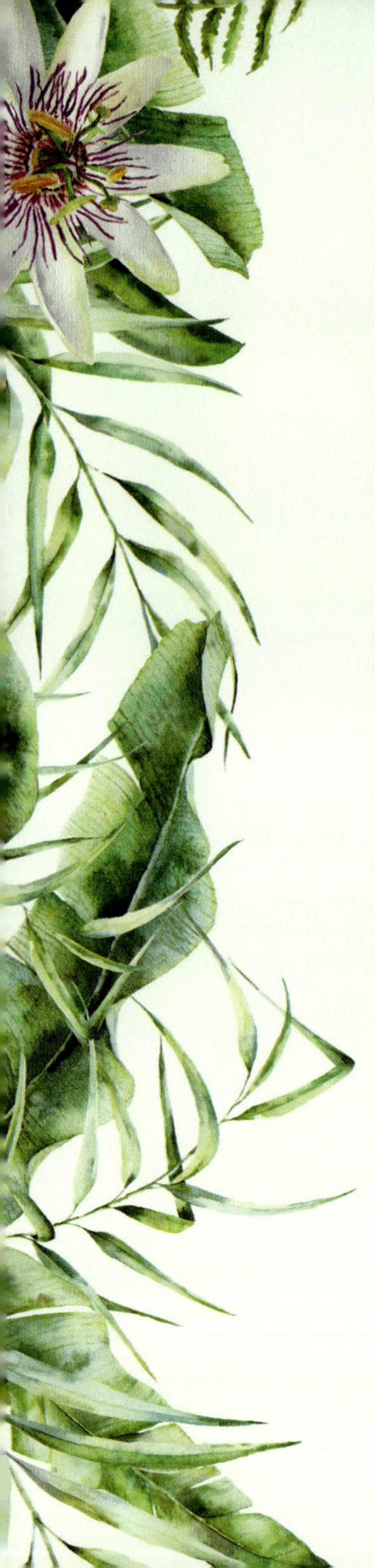

La mente limita nuestra elección de respuestas

Un día, el tío Robert Keliihoomalu, un sabio que vive en Puna, en el sur de la Isla Grande, dijo: «No creas todo lo que te dice tu mente; la única herramienta que tiene a su disposición para analizar una situación es la comparación con lo que ya conoce: el pasado». Pero el pasado no es el presente. Lo que ha sido en el pasado no existe en el presente.

Las experiencias del pasado son solo las experiencias del pasado. Las circunstancias que existían en ese momento ya no existen. Ahora mismo, hay otras. No uses tu mente para tomar una decisión; puedes usarla para analizar la situación objetivamente, pero la elección debe venir de otro lugar, de un lugar al que la mente no puede acceder.

Podrías estar diciéndote a ti mismo que cuando un niño descubre que el fuego quema, retiene la lección y se mantiene alejado del fuego en el futuro. Es una experiencia útil; el niño ha aprendido algo tangible: el fuego quema. Y esto es cierto para todas las experiencias. Son útiles para evitar que repitamos los mismos errores, ciertamente. Pero hay una diferencia entre las experiencias basadas en las leyes físicas y las basadas en las leyes de la energía. Las leyes físicas tienen la peculiaridad de repetirse siempre, y la experiencia así procesada por la mente es útil.

Es muy diferente lo que sucede con las leyes de la vida. No podemos usar la experiencia pasada para juzgar si una experiencia presente será buena o mala. Las circunstancias han cambiado, todo ha cambiado a tu alrededor y nadie conoce los efectos de ese cambio. Cada nueva experiencia está sujeta al presente y solo al presente.

La historia de un fracaso amoroso

Imagina a una mujer que entrega su corazón a un hombre. Le da todo –su confianza, su amor– pero la relación se echa a perder y su pareja la deja. Ella pierde la confianza. En ningún momento se dice a sí misma: «Fui sincera, fiel a mí misma y le di todo lo que pude. Si él no sacó nada de la relación, significa que no me conviene. Confío en que la vida me ofrecerá una pareja que me ame como merezco». Al contrario, lo que se dice es que es culpa suya o que no hizo las cosas bien. Entonces, el dolor de la ruptura se afianza y un recuerdo echa raíces en ella.

El día en que conoce a otra pareja potencial, este recuerdo se reactiva, y con él el sentimiento de abandono o traición. Es posible, entonces, que esta mujer se pierda la historia más bella de su vida, por miedo a que la historia se repita. Si se lo piensa mucho, no se arriesgará, temiendo que le hagan daño, o se volverá tan suspicaz que la relación terminará por romperse. Sin embargo, ahora todo es diferente: no es la misma persona, ni la misma historia. Si hace caso a su intuición, tal vez tenga el valor de volver a probar suerte sin dejar que el miedo arruine sus posibilidades. Si escucha a su mente y a sus sufrimientos pasados, probablemente pasará por alto la oportunidad o arruinará la relación.

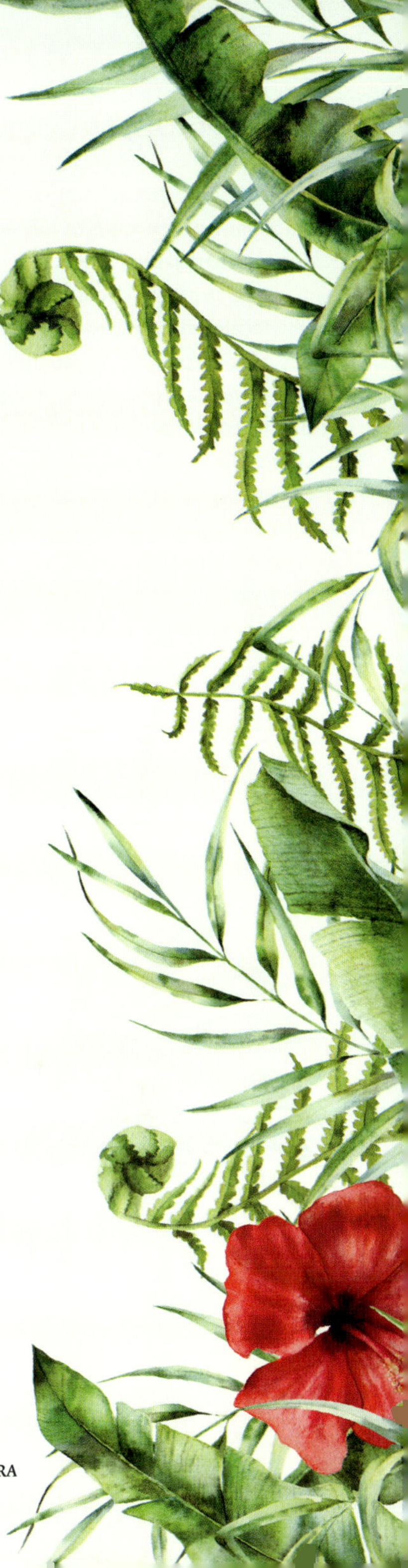

LA EMOCIÓN, LA COMPAÑERA DE LA MENTE

Cada día, experimentamos cientos de emociones. Intensas o leves, cambian silenciosamente la química de nuestros cuerpos, lo que a menudo ocasiona un estrés inmanejable y agotador.

En la pasada década de los setenta, la doctora Candace Pert, farmacóloga estadounidense, realizó unas investigaciones que llevaron a algunas conclusiones muy sorprendentes: cuando tenemos un pensamiento o experimentamos una emoción, se ponen en marcha mensajeros químicos (neuropéptidos) para hacer circular esta información al cuerpo y comunicar a nuestras células las emociones vinculadas a estos pensamientos. Nuestros pensamientos y emociones se transmiten así a nuestras células y se transforman en sensaciones físicas. Cuando estas son agradables, no hay ningún problema. Cuando no lo son, «estresan» el cuerpo y la mente, teniendo efectos reales en nuestra salud, longevidad y estado anímico.[5]

Es fácil de ver: cuando estás contento, sientes el cuerpo ligero y tu cara se ilumina con una sonrisa. Cuando estás enfadado, tu corazón parece que va a estallar. Cuando tienes miedo, sientes que se encoge. Todas nuestras emociones influyen en nuestros cuerpos físicos, y nuestros pensamientos suelen desencadenar emociones menores o significativas que no siempre detectamos. El desafío consiste en tomar consciencia de la influencia de nuestras emociones en nuestro bienestar interior y en nuestra calidad de vida.

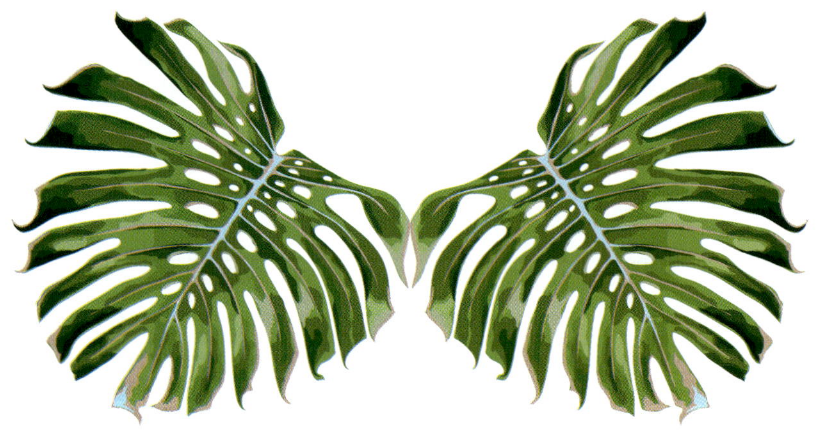

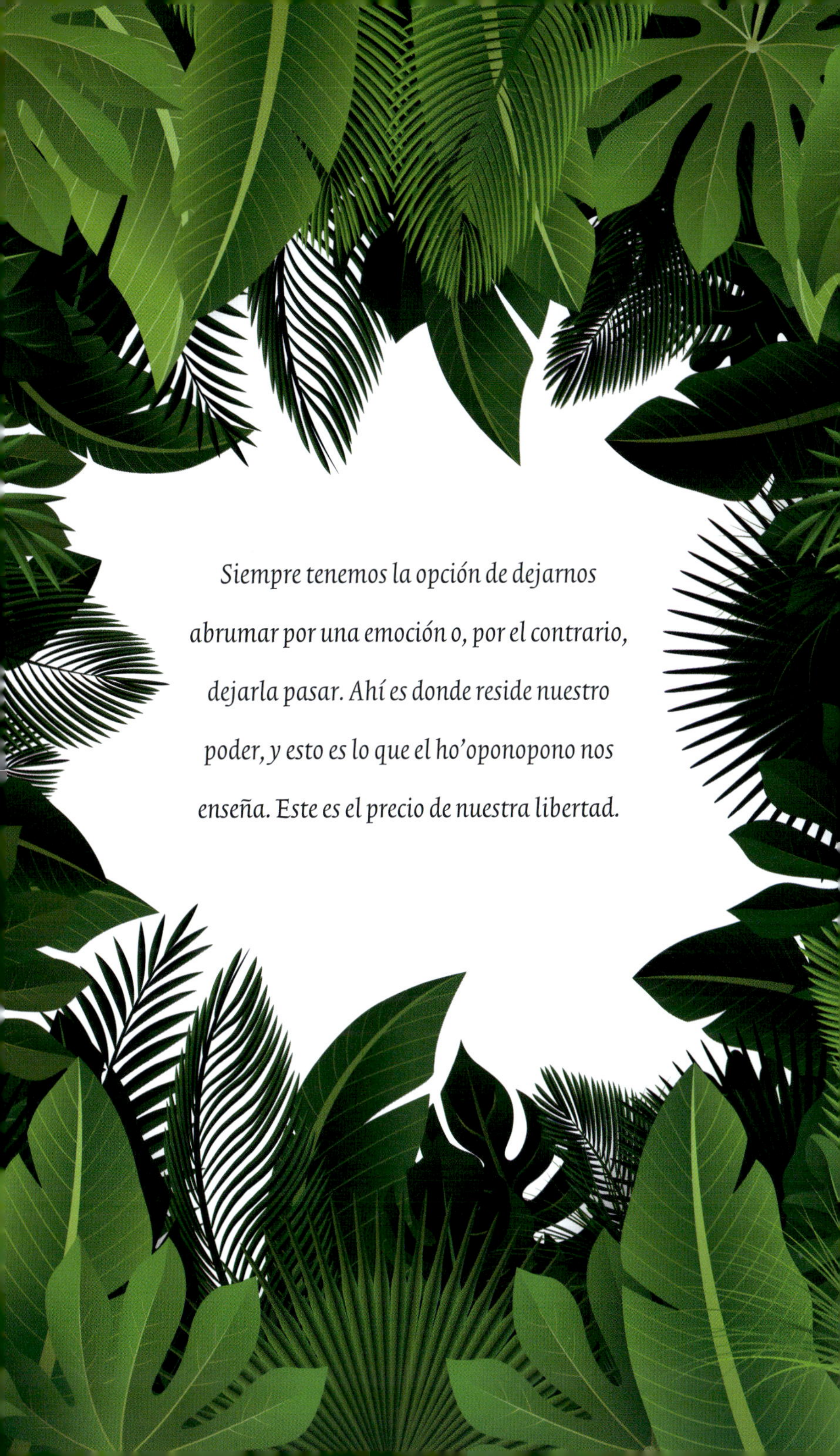

Siempre tenemos la opción de dejarnos abrumar por una emoción o, por el contrario, dejarla pasar. Ahí es donde reside nuestro poder, y esto es lo que el ho'oponopono nos enseña. Este es el precio de nuestra libertad.

Emociones: guías caprichosos y a menudo ciegos

Nuestra sociedad ha elegido centrarse en las emociones, en los grandes dramas de las novelas o películas, en los apasionados romances atormentados de los amantes. Las emociones ocupan el centro del escenario. En otras culturas las cosas son diferentes. El ejemplo más sorprendente es sin duda el de Japón. En ese país las emociones no deben mostrarse ni revelarse.

En la cultura hawaiana, los sabios se mantienen cautelosos ante cualquier emoción que intente infiltrarse en su mundo interior, ya sea un sentimiento de exaltación o de ira intensa. Saben que no es bueno dejarse guiar por las emociones, ya que pueden distorsionar la realidad e imponernos un estado que a menudo nos esclaviza. La libertad consiste en la elección que hacemos, momento a momento, emoción a emoción, de dejarnos arrastrar por ellas o no.

En realidad, las emociones son fenómenos extraños. Pueden ser lo suficientemente poderosas como para borrarlo todo a su paso. Nos centramos y nos sumergimos alegremente en ellas, listos para dejarnos arrastrar. Sin embargo, con frecuencia, las emociones que nos abruman nos impiden ver las cosas como realmente son. La emoción altera la realidad y nos hace perder el sentido del discernimiento. Normalmente, cuando actuamos «bajo la influencia» de una emoción, ¿obramos adecuadamente? Rara vez.

El sentimiento de amor no es ninguna excepción. Es fácil dejarse atrapar en la red del «enamoramiento» sin ver al otro como de verdad es. Somos muy buenos para «enamorarnos» de alguien y borrar todos sus defectos y todo lo que intuitivamente nos molesta, porque el sentimiento es maravilloso, y deseamos creer con todas nuestras fuerzas… Sin embargo, luego aterrizamos con un doloroso despertar una vez que el sentimiento de enamoramiento se esfuma y nuestros ojos comienzan a ver con más claridad.

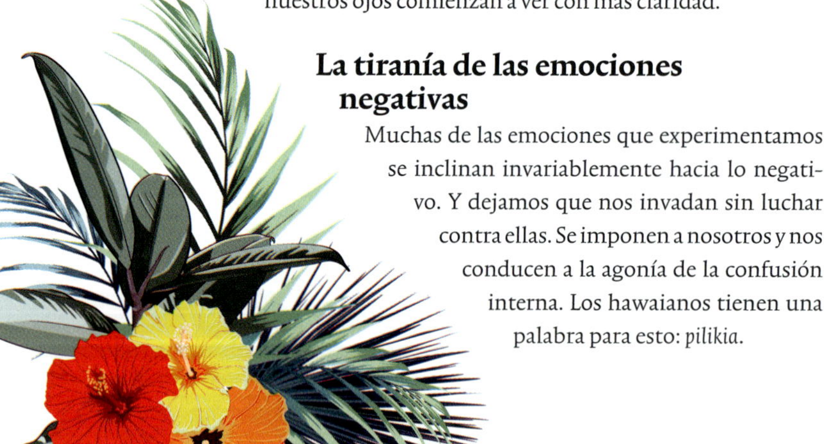

La tiranía de las emociones negativas

Muchas de las emociones que experimentamos se inclinan invariablemente hacia lo negativo. Y dejamos que nos invadan sin luchar contra ellas. Se imponen a nosotros y nos conducen a la agonía de la confusión interna. Los hawaianos tienen una palabra para esto: *pilikia*.

Pilikia combina alegremente pensamientos y emociones negativos para convertir nuestras vidas en un infierno. Todo lo que hacemos cada día que niega lo que realmente está pasando en nuestras vidas es *pilikia*. Este estado mental envenena nuestro interior, que se estanca en el miedo, la ira, la negación y los sentimientos de injusticia.

Pilikia es todo lo que nos mantiene atrapados y nos hace infelices, todos esos «grandes problemas» en que convertimos las cosas cotidianas. También son todos los pensamientos obsesivos, las preocupaciones y las dificultades. Es como un veneno que nos carcome. En ocasiones, todo lo que podría devolvernos en cierta medida la armonía –la alegría de una sonrisa, la felicidad de estar con los amigos, el placer de compartir, de estar vivo– es incapaz de competir con esta enorme masa de emociones negativas.

Los señores don y doña *problemas por todas partes*

¿Alguna vez has conocido a alguien para quien todo es un problema? Es gente que se queja continuamente: el autobús llega tarde, el escalón para subir a bordo es demasiado alto, el autobús está demasiado lleno, no encuentra donde sentarse… Viven así todo el día, en un mundo de *pilikia*. Quienes son así han tomado en algún momento de su vida la decisión –a menudo de forma inconsciente– de ver la vida de esta manera, como resultado de una circunstancia dolorosa o un trauma infantil. Han encontrado su propio modo de protegerse; no se arriesgan a ser felices, por miedo a que su felicidad no dure; así pueden estar seguros de que nunca van a sufrir una decepción. Cualesquiera que sean las razones de esta elección, el resultado es claro: viven en energías negativas e incluso llegan a depender de ellas. Les va bien así, y solo cambiarán si un día tienen la oportunidad de modificar sus creencias y darse cuenta de que es posible vivir de otra manera.

En sus consultas, la tía Mahealani puede parecer un poco «cruel» a veces. A alguien que se queje de una situación difícil por la que está pasando, le dirá: «Cuando estés dispuesto a pasar página, dímelo y haremos algo». De hecho, mientras estemos en un estado de queja constante, que crea emociones negativas en nosotros, no podremos llegar a la salida y nos quedaremos atrapados en el mundo de *pilikia* («Pero ¿por qué tenía que pasarme esto a mí? No es justo, me atormenta, quiero entenderlo»). Mientras permanezcamos en este estado de ánimo, nada es posible, ya que estamos cerrados. Y, desafortunadamente, algunas personas permanecen estancadas en este estado durante años. A un nivel inconsciente, al menos, no quieren escapar de él. Solo cuando decidimos decir «alto» hacemos posible el cambio.

Abandonar el mundo de los problemas

Piensa en la última situación de tu vida que te llevó por una senda de emociones negativas. Visualiza la situación, y luego hazte las siguientes preguntas:

- ¿Qué sucedió en realidad (sin que medie mi propia interpretación)?

- ¿Cómo me sentí?

- ¿Esta emoción estaba justificada?

- ¿Por qué?

- ¿Podría haberme sentido de otra manera?

- ¿Podría haber reaccionado de manera diferente?

- ¿Qué gané con esa emoción?

- ¿Me ayudó a encontrar un camino que seguir?

- ¿Fue esa elección la mejor para mí?

- ¿Y para los demás?

Si respondes a todas estas preguntas con sinceridad, sin duda descubrirás que había otras opciones disponibles. Aprende a buscar todas las opciones de acción posibles antes de decidir cómo vas a «salir a escena».

En el ho'oponopono tradicional, lo que dicta una decisión o un curso de acción debe ser principalmente la intuición y la inspiración, tu «instinto»...

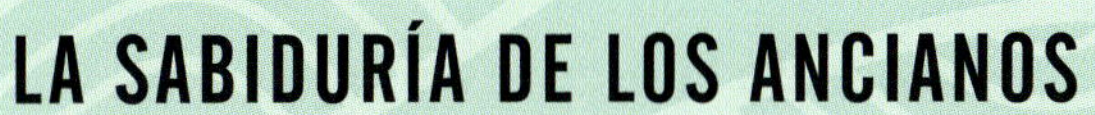

LA SABIDURÍA DE LOS ANCIANOS

Las emociones son «visitantes» que acuden a tu mundo interior. No tienes ninguna obligación de dejarlas entrar en tu «casa». Ahí es donde entran en juego tu libre albedrío y tu poder. Puedes reconocer a quien llama a la puerta, pero también decidir si se la abres o no a estos sentimientos y a sus consecuencias en tu vida.

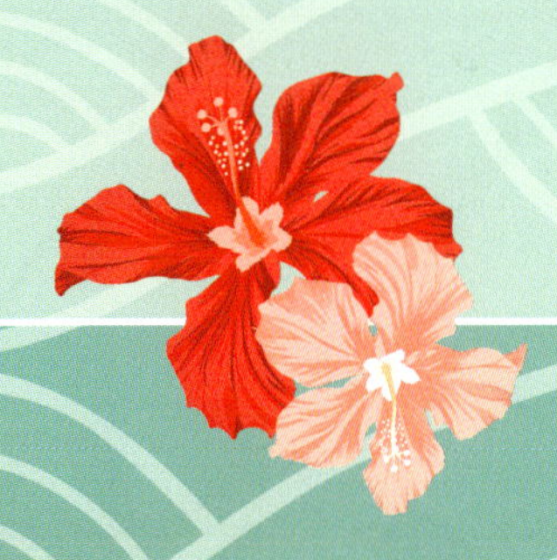

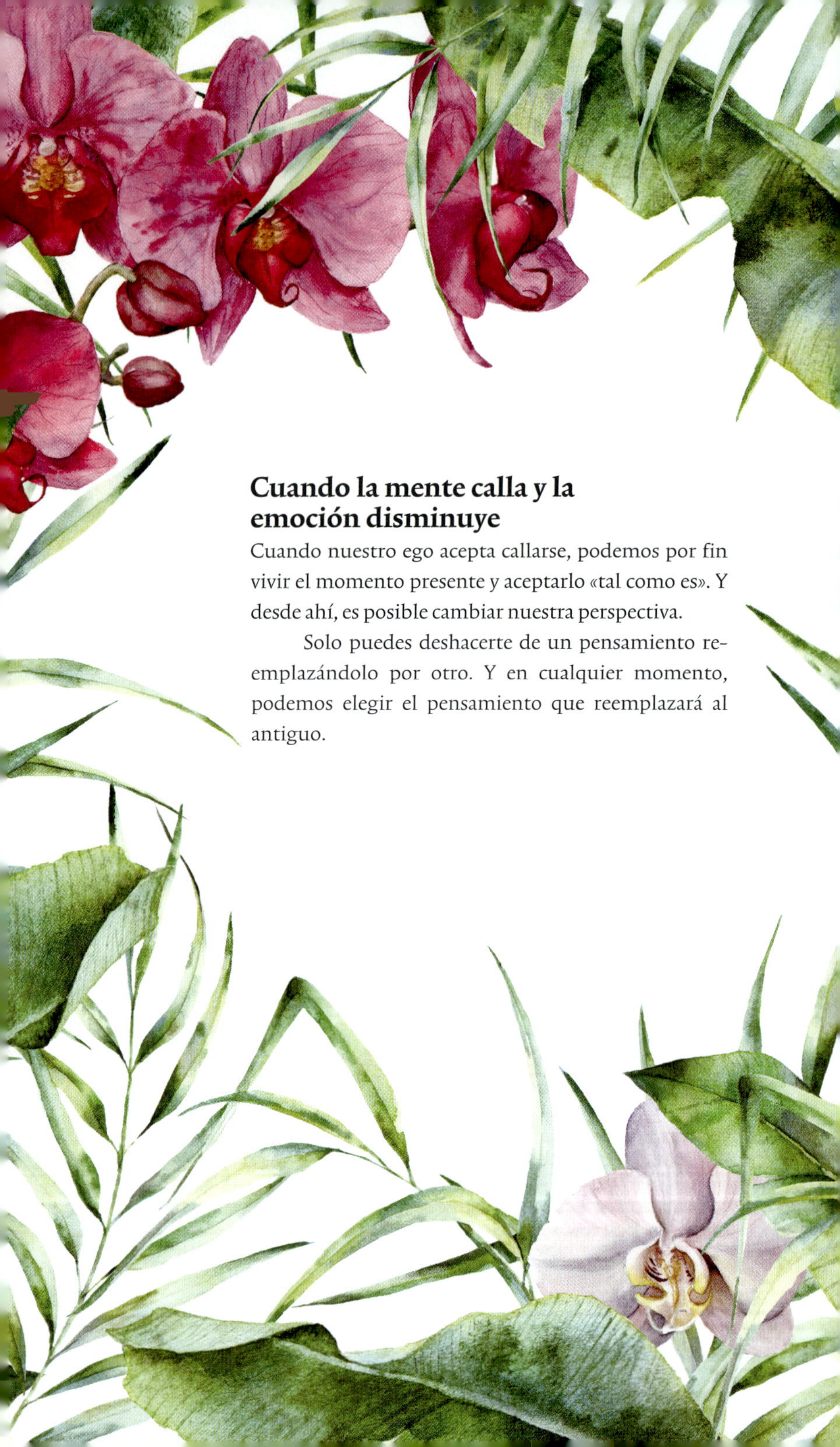

Cuando la mente calla y la emoción disminuye

Cuando nuestro ego acepta callarse, podemos por fin vivir el momento presente y aceptarlo «tal como es». Y desde ahí, es posible cambiar nuestra perspectiva.

Solo puedes deshacerte de un pensamiento reemplazándolo por otro. Y en cualquier momento, podemos elegir el pensamiento que reemplazará al antiguo.

LA SABIDURÍA DE LOS ANCIANOS

Una vez más, la tía Mahealani viene al rescate y te ofrece su consejo: para «tratar» tus miserias, tienes que empezar sencillamente por reconocer que tienes un problema, que te estás ahogando en *pilikia* y que esto te está impidiendo disfrutar al máximo de la vida. A menudo tenemos la cabeza llena de negatividad y limitaciones. El segundo paso es estar cien por cien dispuesto a hacer lo posible por salir de la prisión que tú mismo te has construido. Y el tercer paso es la transmutación permanente de tus pensamientos y respuestas.

AFÉRRATE A TU LIBERTAD DE ELECCIÓN

Las emociones son, y serán siempre, una parte natural de nuestras vidas, pero nunca se debe permitir que se conviertan en tiranos contra los que estamos indefensos. Los maestros nos aconsejan prestar mucha atención. Cuando surge una emoción, es importante tomar nota de ella y examinarla durante unos segundos antes de que se apodere de nuestro ser. Tenemos que tratar de calmarnos, respirar profundamente y ver más allá de la emoción que acaba de despertar. Entonces podemos elegir entre dejar que ocupe su lugar dentro de nosotros o negarle la entrada.

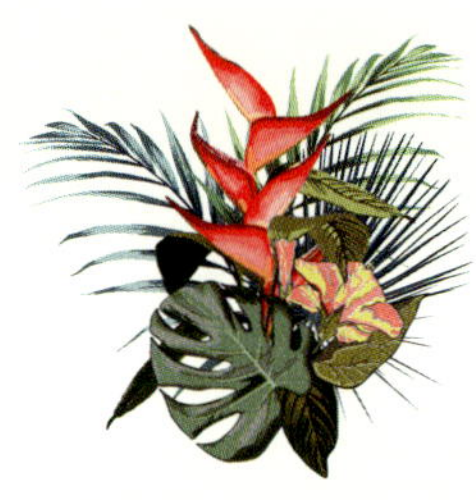
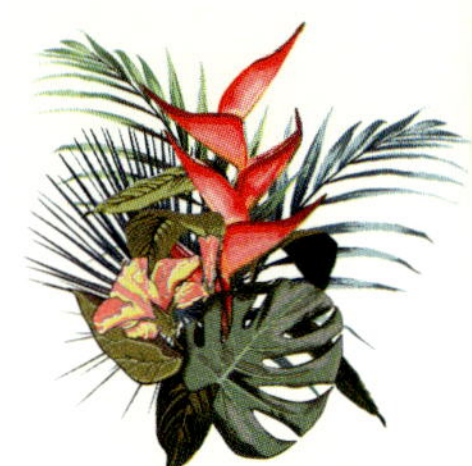

La cuestión es qué elegimos al tratar con lo que el mundo exterior está provocando en nosotros.

Nuestra elección implicará necesariamente una emoción. Si es positiva, no hay ningún problema. En cambio, si es negativa, hay que buscar qué causa estas consecuencias desagradables.

Podemos empezar por «dominar» ciertas emociones recurrentes y dolorosas en los pequeños acontecimientos de nuestro día a día. Empezar con asuntos insignificantes es una buena manera de asegurarnos de que al final también seremos capaces de tener éxito con los importantes.

Cambia tus hábitos

Una mujer joven se disgusta habitualmente cuando su pareja no le avisa que va a llegar tarde. Cuando por fin llega a casa, se enfada con él y le pide explicaciones. No se siente respetada y repite sin cesar que debería habérselo dicho. La consecuencia de esto es que la noche termina fatal. Cada vez que él regresa tarde a casa, sucede lo mismo. Ella se deja dominar por sus emociones, pero con esto no consigue lo que quiere, que es un poco más de respeto.

Si la mujer decide vivir según el *pono*, entenderá que esta emoción es inútil y, sobre todo, que no genera resultados positivos. Así que, en lugar de dejarse llevar por ella, permitirá que la emoción se apacigüe, y luego hará un examen de conciencia para intentar descubrir por qué le duelen tanto estos retrasos. Tal vez recuerde que en su infancia, su padre rara vez estaba presente –volvía a casa cuando le daba la gana– y que esto hacía muy desgraciada a su madre. O puede que recuerde que su última relación terminó con su ex llegando constantemente tarde a casa porque estaba viendo a otra.

Así que, la próxima vez que su pareja llegue tarde a casa, decidirá reaccionar de una manera diferente. Por supuesto, el enojo seguirá apareciendo, pero esta vez, lo verá venir y le negará la entrada. En su lugar, elegirá una estrategia diferente. Tiene varias opciones; podría, por ejemplo:

- Decidir no esperarlo y organizar su noche sin él.

- Dejar que se relaje y luego hablarle con calma.

- Explicarle que lo que hace le molesta mucho porque le trae malos recuerdos.

- Pedirle, no bajo la influencia de la ira sino con calma, que procure llamarla para avisarle si va a llegar tarde, para que así pueda evitar estas emociones dolorosas.

Él tal vez entienda lo importante que es para ella y acepte tranquilizarla. Incluso si se olvida de vez en cuando, ella sabrá que está haciendo un esfuerzo y así podrá mantenerse tranquila.

El objetivo no es convertirse en una especie de autómata que controla todas sus emociones; eso es imposible. No se trata tanto de tener continuamente el control como de ser consciente de lo que sucede dentro de nosotros. Para evitar ser sacudidos con frecuencia, necesitamos ser lo más conscientes posible de las emociones que estamos experimentando, reconociéndolas y aceptándolas, o bien dejándolas ir, si son desagradables, sin apegarnos a ellas. Si la emoción desencadenada es útil para resolver la situación, genial. En cambio, si no lo es, vale la pena probar otros medios.

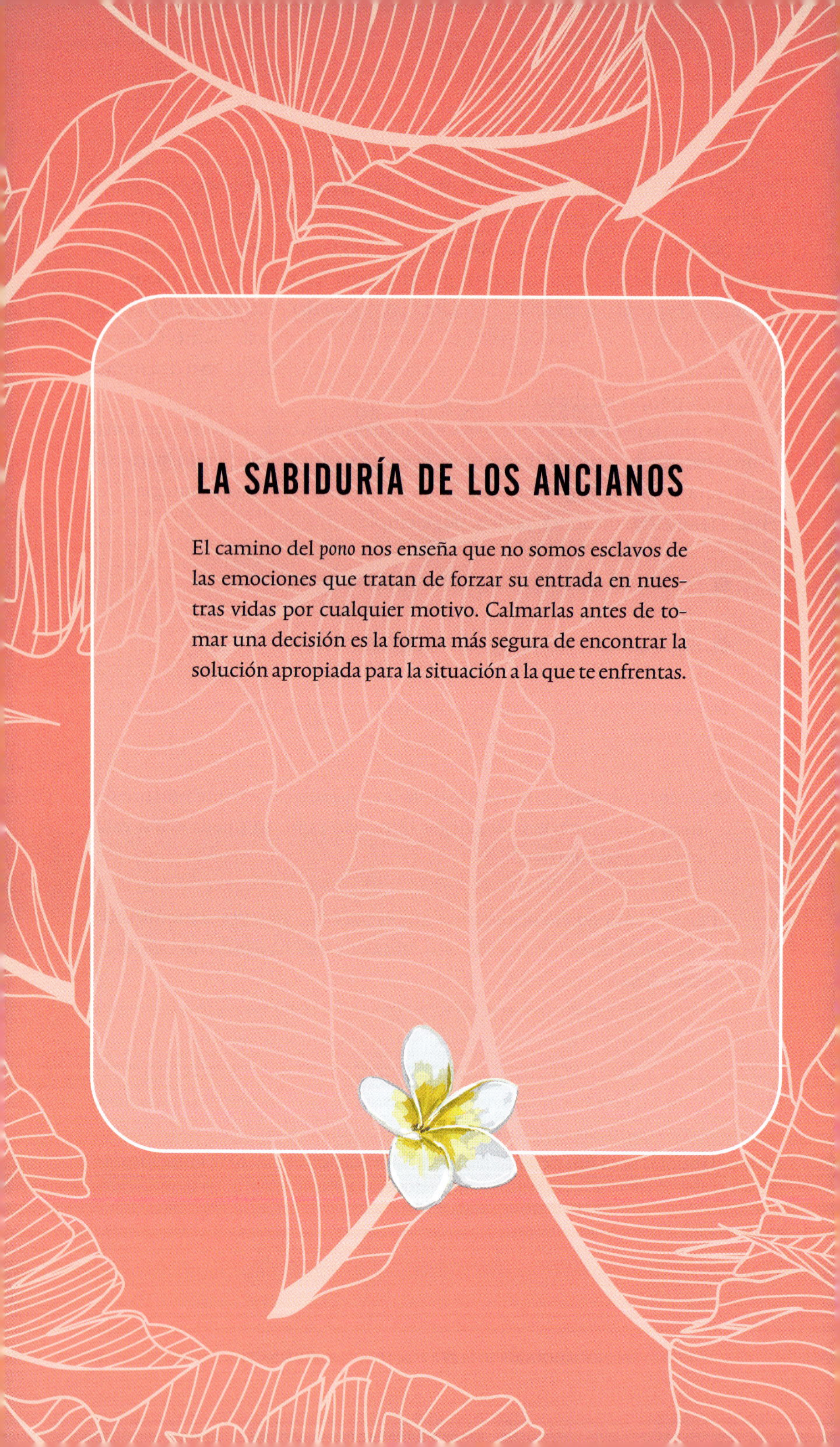

LA SABIDURÍA DE LOS ANCIANOS

El camino del *pono* nos enseña que no somos esclavos de las emociones que tratan de forzar su entrada en nuestras vidas por cualquier motivo. Calmarlas antes de tomar una decisión es la forma más segura de encontrar la solución apropiada para la situación a la que te enfrentas.

El cambio comienza con la vigilancia: cuando una emoción aparece en tu mundo interior, puedes dejar que se apodere de ti –con lo que podrá «tiranizarte» rápidamente– o puedes reconocerla y decirle que se calme y pase de largo. También hay una tercera posibilidad: puedes permitir conscientemente que se exprese porque tiene un propósito útil al que servir en ese preciso momento. Imagina, por ejemplo, que un amigo te ha mentido. Dar rienda suelta a tu ira te permitirá liberar la tensión; cuando la ira se haya agotado, cuando las cosas se hayan calmado, entonces será el momento de pensar.

Si *decides* (tú eliges; no se te impone nada) dejarte llevar por esta emoción, ¡que así sea! Estás cediendo a tus emociones; lo aceptas y lo reconoces honestamente. Te sumerges en esta emoción y bebes de ella hasta saciarte. Lástima que los demás no lo entiendan; has tomado tu decisión; eso es lo que quieres ahora mismo. Pero si no quieres esto, necesitas contar con las herramientas para hacer lo contrario. Para poder hacer esta elección, necesitarás hacer un examen de conciencia: es útil engañarse a sí mismo de vez en cuando. Veamos esto con más detalle en algunos ejemplos cotidianos.

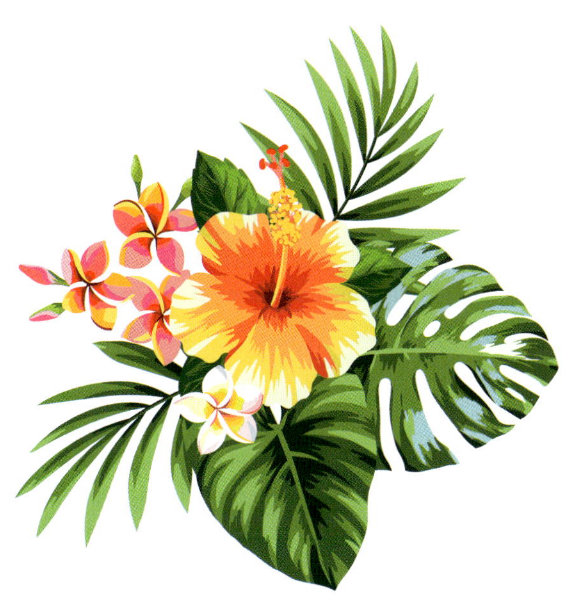

Di que sí a tus emociones y déjalas ir

Vives en un edificio con un vecino muy ruidoso, lo cual realmente te molesta. Si te enfadas, estás diciendo «no» a la situación, aunque no seas responsable de ella. Toda tu fuerza está concentrada en este «no». El conflicto interior ha comenzado. Sin embargo, solo se necesita decir «sí» para que la energía cambie. Al decir «sí», estás aceptando la situación tal como es. Esto no significa que ya no te moleste; pero ahora has dicho «sí» a ese ruido que está ahí. La energía que acaba de entrar en juego es muy diferente. El «sí» calma y cambia la energía. Solo dilo y piénsalo: sí, sí, sí. Ahora es posible encontrar las soluciones apropiadas. Mientras digas «no», será imposible encontrar un curso de acción correcto. La emoción negativa que despierta el «no» lleva al conflicto interior; el «sí» lleva a la calma, que es el primer paso para encontrar una solución justa.

Una vez que el horizonte esté libre de emociones negativas, puedes estar seguro de que encontrarás una solución. Por ejemplo, podrías:

- Ir a hablar con la persona, invitarla a tomar una copa para conocerla.

- Plantear el tema en una reunión de copropietarios.

- Aislar el techo.

Cualquier circunstancia de la vida puede ofrecernos la oportunidad de practicar la aceptación y la calma. Veamos otro ejemplo. El último informe escolar de tu hijo fue desastroso. Esto ha despertado dos emociones: decepción (estás enfadado con él porque no se esfuerza lo suficiente) y miedo (por su futuro).

Ahora que tienes todos los elementos, estás listo para resolver el problema. Los hechos: tu hijo no está rindiendo lo suficiente académicamente, y esto te hace sentir varias emociones. «Mira» todas esas emociones que están tratando de imponerse en ti («Sí, estoy enfadado, estoy decepcionado, tengo miedo por su futuro...»).

Pero, sean cuales sean, acéptalas, sin oponerte a ellas. Reconoce que negar lo que sientes es inútil y que solo puede conducir a un mayor conflicto interior. De nada sirve decirte a ti mismo: «No debería sentir eso», «No es normal sentirlo», «Es desproporcionado», etc. Así es como te sientes; eso es lo que hay.

Por lo tanto, acepta estas emociones, exprésalas si es necesario, pero comprende que es mejor no tomar ningún tipo de decisión en ese momento. Como ahora sabes, tus emociones y tu energía son negativas, y nada bueno puede surgir de este estado.

Espera hasta que te calmes. Una vez que tu mente vuelva a estar despejada, puedes intentar descifrar estas emociones una por una:

- ❀ ¿Qué estoy sintiendo exactamente?

- ❀ ¿Cómo se manifiestan estas emociones en mi cuerpo?

- ❀ ¿Cuándo he experimentado esto antes?

- ❀ ¿A qué me recuerda?

- ❀ ¿Me ayuda esta emoción?

- ❀ ¿Le aporta algo a mi experiencia?

- ❀ ¿Me ayuda a resolver el problema?

Una vez que hayas investigado y analizado tus emociones, es hora de llevar a cabo las soluciones adecuadas; también es hora de comunicarte con tu hijo sin que tus emociones impidan un diálogo constructivo. Si tu energía es positiva («Encontraremos una solución»), el curso de acción que has decidido tendrá todas las posibilidades de ser positivo también.

Por supuesto, no podemos pasarnos todo el día haciendo un examen de conciencia, pero, de vez en cuando, vale la pena observar y desentrañar los hilos de nuestras emociones más poderosas para llegar a una mayor comprensión. Al analizar una emoción, podemos descubrir el pensamiento que la provocó y tal vez incluso descubrir una forma de pensar que se repite desde hace mucho tiempo y que está profundamente arraigada.

Al tratar con comportamientos repetitivos, puede darnos un resultado extraordinario esperar hasta que nos calmemos y así ganar una comprensión más clara de cómo funciona nuestro ego, y «atraparlo», para no seguir repitiendo los mismos errores.

Hablemos de patrones de pensamiento. Todos somos conscientes de que estamos arrastrando un bagaje emocional. Y cuantos más años pasan, más pesada se vuelve esta carga. A menudo repetimos los mismos errores. Pero los maestros hawaianos creen que todo puede limpiarse y que se pueden tomar otros caminos. Veremos esto en el próximo capítulo.

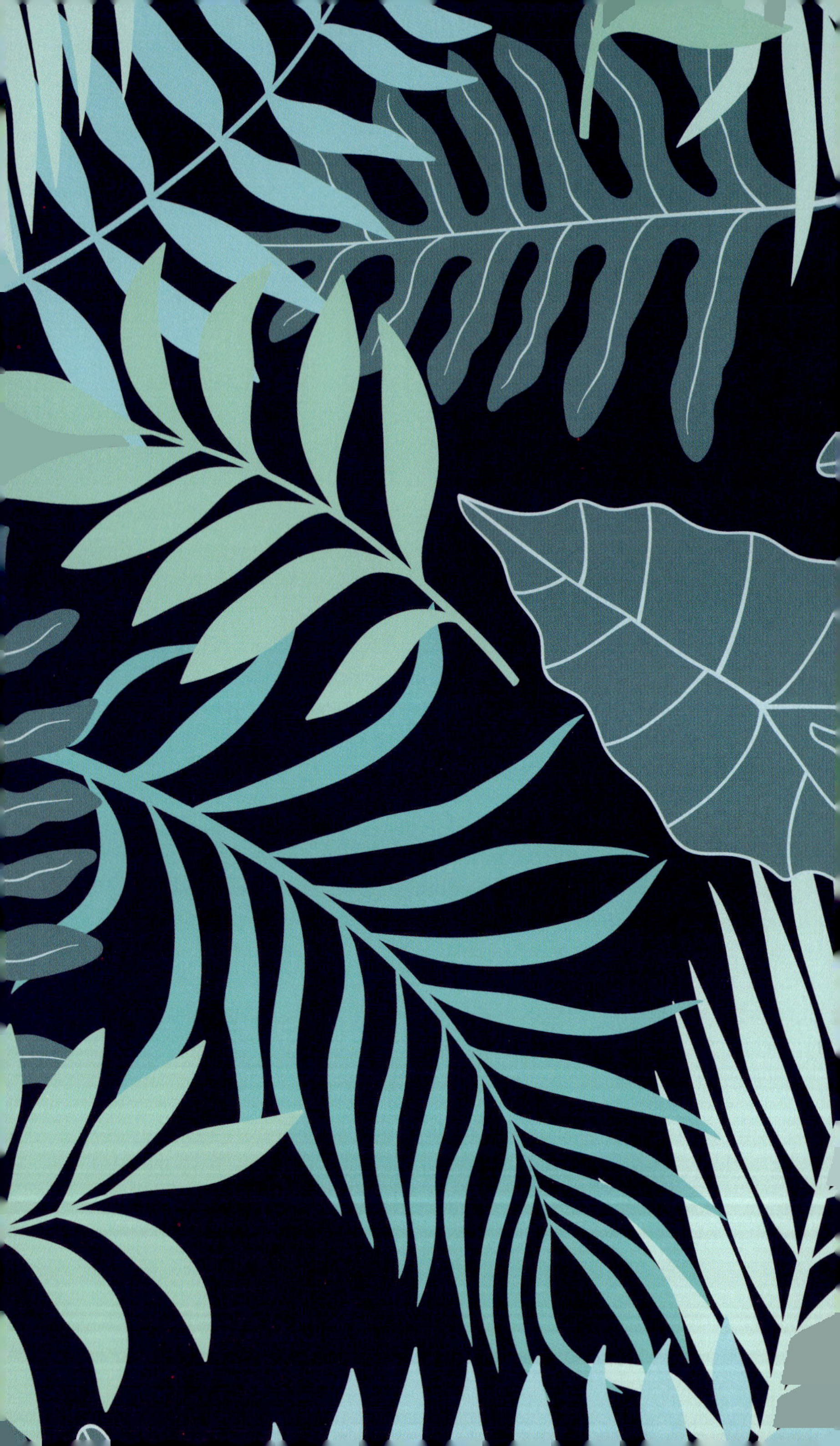

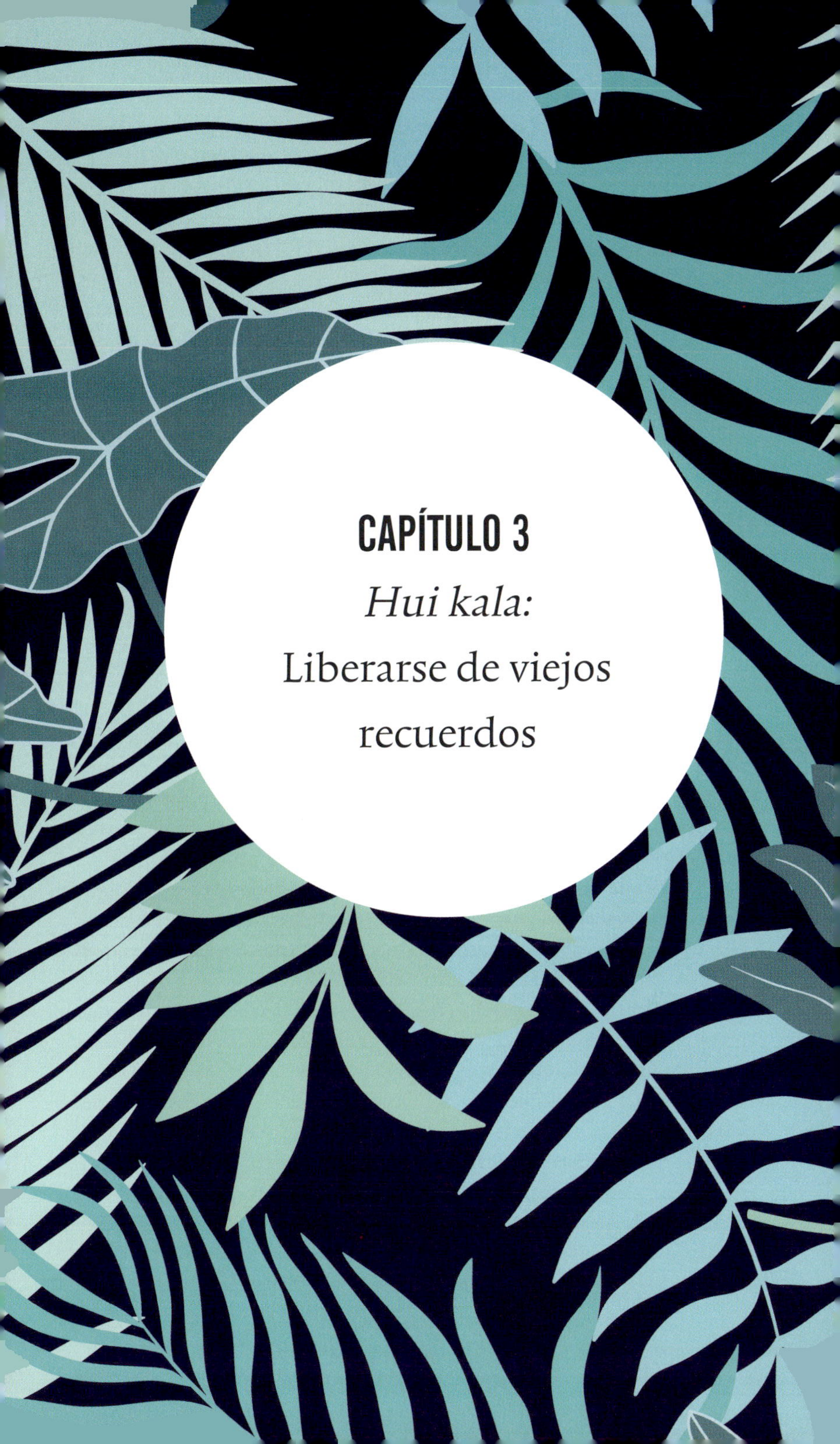

CAPÍTULO 3
Hui kala:
Liberarse de viejos
recuerdos

Como bien sabemos, nuestros procesos de pensamiento, en su mayoría inconscientes y profundamente arraigados, nos impiden constantemente hacer cambios que son cruciales para nuestro bienestar. Estas formas de pensar también dificultan nuestras relaciones con los demás. Nos sentimos como si estuviéramos en una prisión invisible de la que no es fácil escapar, pero nos gustaría respirar aire fresco y ver las cosas de forma diferente.

Todos vivimos con creencias, a menudo inconscientes, que dictan nuestro comportamiento. Estas creencias pueden haber surgido de un viejo recuerdo o de una opinión que adoptamos como propia. Cualquiera que sea su origen, se convierten en un programa establecido que continuamos repitiendo a lo largo de nuestra vida.

Los hawaianos dicen que estos recuerdos son el niño pequeño que llevamos dentro (lo llaman *unhipili*). Este niño creyó algo –eligió creer lo que se le dijo o lo que sintió– y lo convirtió en uno de los ladrillos con los que construyó su personalidad.

Los patrones de pensamiento se convierten en creencias y estas, a su vez, se convierten en limitaciones. Y por supuesto, cuando algo se queda fijado así, detiene el fluir de la vida. El movimiento hacia algo distinto pasa a ser una verdadera carrera de obstáculos. Los ancianos de Hawái creen que podemos purgar todos esos programas. Nana Veary hablaba de «despejar los canales». Estos canales son el modo en que pensamos y sentimos sobre las cosas, los acontecimientos, etc. Nos explicaba que estos canales suelen estar bloqueados.

Hasta cierto punto, somos responsables de casi todo lo que experimentamos en la vida, ya que repetimos viejos patrones de pensamiento y comportamiento, que al final se convierten en los caminos que tomamos continuamente, de forma inconsciente. Nuestro estado mental viene determinado por las elecciones que hacemos, y «atrae» las experiencias correspondientes.

Mediante un profundo examen de conciencia podemos cambiar algunos de los caminos que tomamos. Otros, en cambio, están ligados a recuerdos inconscientes tan antiguos y recónditos que la mente consciente no puede encontrarlos porque están muy escondidos. La mayoría de ellos surgieron hace mucho tiempo, en la infancia, en un momento en que éramos vulnerables y creíamos todo lo que nos decían. Es aquí donde entra en juego el trabajo de la energía universal.

El universo nos ofrece una poderosa forma de liberarnos de estos recuerdos a través de la ley del perdón. Esta ley, fundamental según los sabios de las Islas del Arcoíris, es tan poderosa que cultivándola se puede liberar energía que provoca una verdadera transformación. De repente te encontrarás, sin saber realmente cómo, libre de ciertos recuerdos del pasado. Te sorprenderá descubrir que te sientes más ligero, menos encerrado en ti mismo y más abierto al mundo. Algunos de los miedos y ansiedades habrán dado paso al deseo de avanzar. Cuando dejas la prisión, el mundo se abre a ti y todo se vuelve posible.

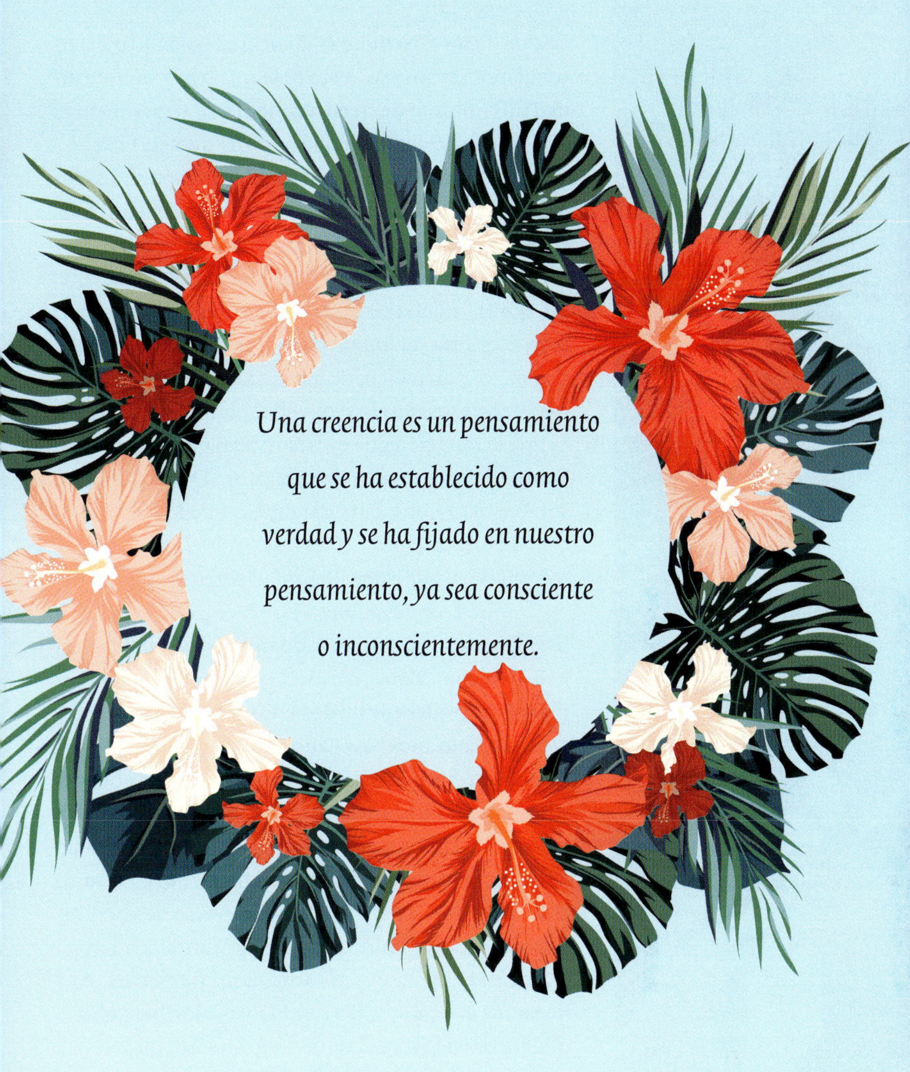

Una creencia es un pensamiento
que se ha establecido como
verdad y se ha fijado en nuestro
pensamiento, ya sea consciente
o inconscientemente.

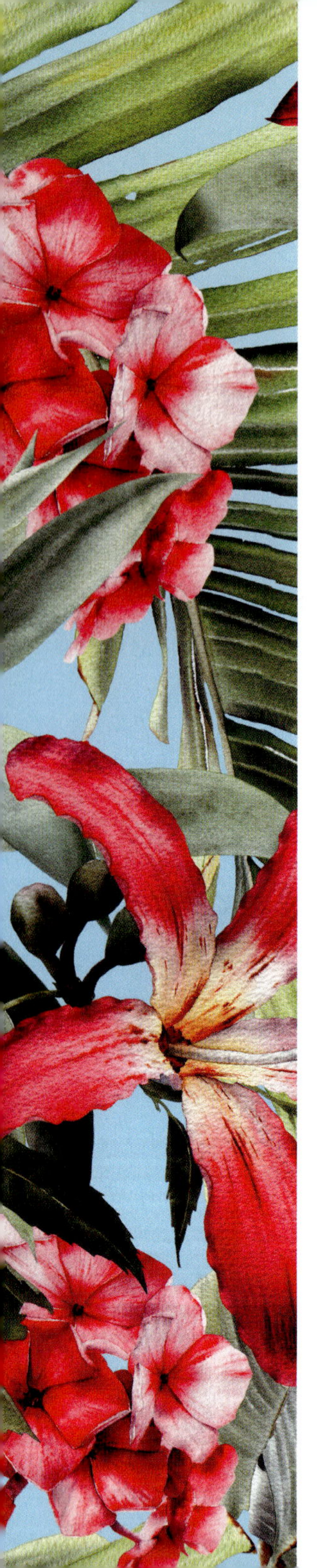

CICATRICES DEL PASADO

Lo que da forma a nuestra identidad –todo lo que entendemos como «yo», «esto es lo que soy»– es en realidad un conjunto de creencias, hábitos y pensamientos que hemos desarrollado a lo largo de nuestra vida.

Estas creencias guardan relación con todos los aspectos de nuestra existencia: decir que la vida es difícil es una creencia, afirmar que todos los hombres son mentirosos es otra, pensar que para tener éxito hay que ser egoísta es una tercera. Cuando digo «así es como soy», o «sí, ese soy yo, tal cual», me hago la ilusión de que me conozco bien, de que nada cambiará. «Los demás deben acostumbrarse a ello, porque soy así». ¡Esa es una declaración que oyes (o dices o piensas) mucho! Pero ¿estás seguro de que es cierto? ¿De verdad es así como eres? Al otro lado del espejo puede haber todo tipo de limitaciones y creencias ocultas que terminaron dando forma a una identidad particular.

Quizá tu respuesta sea: «Pero ¿qué problema hay? Todo eso ha configurado mi identidad, y es normal vivir con valores, creencias y opiniones». Una vez más te pregunto: ¿de verdad estás convencido de eso?

Los ancianos hawaianos nos dicen que la mayoría de estas creencias disminuyen nuestras habilidades y limitan la abundancia de oportunidades que la vida nos ofrece. Una vez que decidimos que esto o aquello es bueno o malo, que somos de una manera u otra, lo etiquetamos –y a nosotros mismos– y eso descarta todas las demás posibilidades. No permitimos ninguna oportunidad para que las cosas sean diferentes. Nos negamos a ver que todo cambia y evoluciona, que lo que era bueno ayer puede no serlo hoy. Nos negamos a someternos a la ley del cambio permanente.

¿Cómo se crean nuestros recuerdos?

Al nacer, estamos llenos de potencial; todo es posible aún, nuestra vida es un terreno sin edificar en el que todavía no se ha construido nada. Y entonces, a menudo involuntariamente, nuestros padres, nuestra familia, la sociedad en la que nos educamos levantan edificios, que terminan por taparnos la vista del cielo abierto.

Construyen sin parar, hasta que el terreno está casi totalmente ocupado. Y por supuesto, como niños, nos identificamos con estos edificios, que nos tranquilizan; ya no vemos el inmenso terreno abierto, sino solo las construcciones. Perdemos de vista el hecho de que los edificios se pueden demoler, de que es posible construir otros en su lugar que nos sean más útiles.

Y además de estos «activos», acumulamos nuestras propias estructuras. Cada acontecimiento pasado trazará caminos en nuestras mentes basados en la resonancia positiva o negativa que este haya tenido en nuestro subconsciente.

Cómo creamos nuestras limitaciones

Una niña tiene dificultades en la escuela; está haciendo un verdadero esfuerzo, pero no logra obtener resultados que satisfagan a sus padres. Por otro lado, dibujar se le da de maravilla y le encanta: puede pasarse horas sentada concentrándose en sus dibujos. Pero su madre no le deja dedicar tiempo al dibujo y la obliga a esforzarse más para obtener mejores notas. Cree que está haciendo lo correcto; es por el bien de su hija por lo que le dice constantemente: «Tienes que concentrarte; si no dejas de dibujar y te pones a estudiar matemáticas, nunca llegarás a nada». Todos los días, durante años, la niña recibe mensajes que la hacen infeliz: «No se me permite hacer lo que me hace sentir bien; no es bueno disfrutar, la vida es obligación y esfuerzo».

La niña convertirá estos pensamientos en creencias y en una norma de conducta, y de esta manera creará un recuerdo. Esta información se incorporará a su cuerpo y su mente, y con el tiempo llegará a definir un aspecto de su identidad: «No es bueno hacer lo

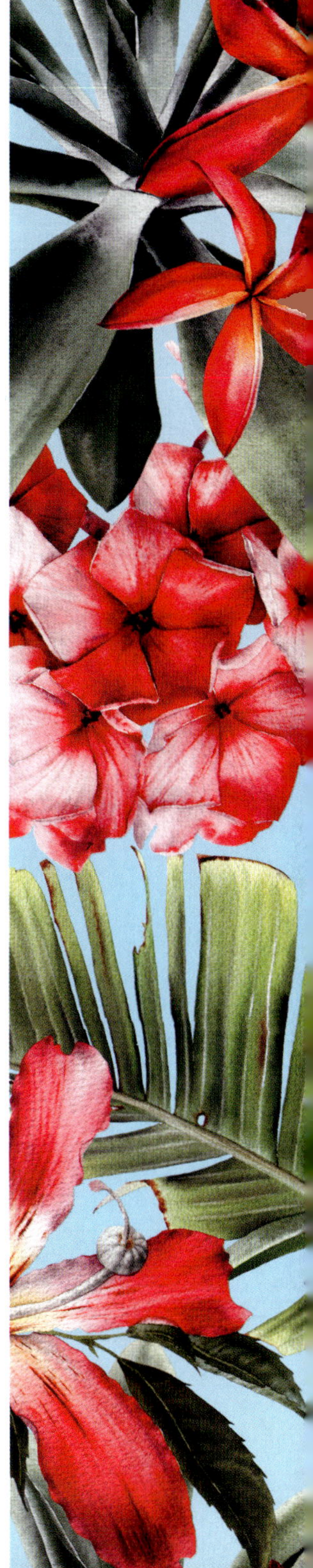

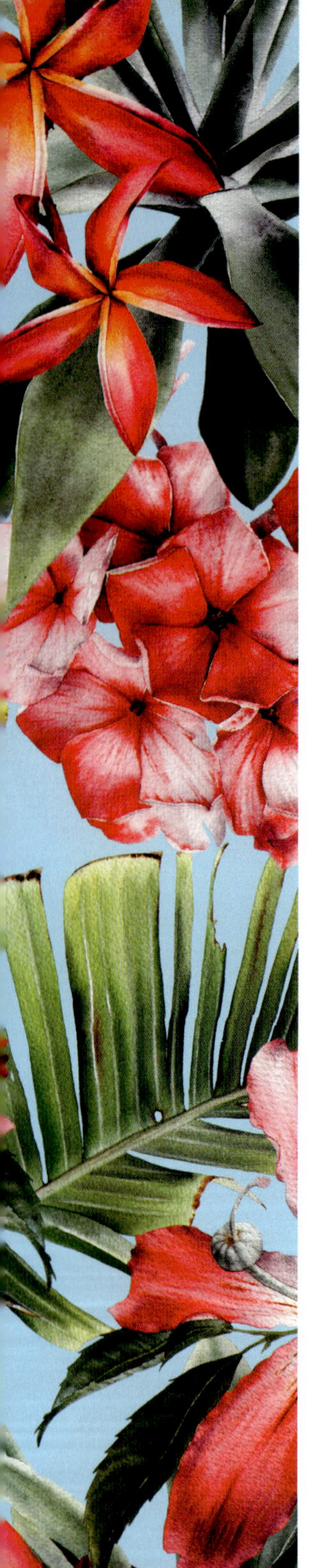

que te gusta; hay que esforzarse continuamente». Hará cualquier cosa para evitar que le digan lo que su madre solía decirle, y así huirá de cualquier forma de placer. Por eso, aunque le encanta caminar por el bosque, si alguien le sugiere ir de excursión durante el día, se negará, aduciendo que «prefiere» emplear el tiempo en hacer algo «útil». Aunque esta forma de pensar ya no le sirve como mujer –le ha ido bien profesionalmente y se ha probado a sí misma que puede tener éxito–, seguirá evitando los pequeños placeres de la vida y se esforzará constantemente, sin permitirse nunca tiempo para sí misma. Les dirá a los demás que «disfrutar es una pérdida de tiempo; si quieres algo, tienes que esforzarte duramente para conseguirlo. No tengo tiempo para actividades triviales». Se definirá así y no verá que esta creencia le impide disfrutar al máximo de la vida. ¿Qué habría pasado si su madre la hubiera animado a dibujar, si hubiera notado y fomentado su capacidad para concentrarse en el dibujo y la hubiese aplicado luego a otras actividades?

Estos recuerdos, que se encuentran en la raíz de nuestros mecanismos, son tan poderosos que se convierten en identidades. Identidades que se expresan en todo momento y dirigen nuestras vidas. Así es como se establecen los recuerdos y las limitaciones.

Y el ego está convencido de que actúa para nuestro bien: como el sufrimiento pasado («no se me permite disfrutar») no debe repetirse, nos protege evitando experiencias similares, y luego hace todo lo posible para evitar las experiencias de placer que nos ponen en riesgo de enfadar a los demás. Aunque cree que nos protege, en realidad nos está aprisionando. También limita el alcance de nuestro potencial y la posibilidad de experimentar una realidad diferente.

Esta niña es todos nosotros. Hemos elegido creer por encima de todo en nuestras limitaciones: «No puedo», «No tendré éxito», «No sé...».

Primero nos convencieron, y luego terminamos convenciéndonos a nosotros mismos, de que estamos limitados. ¡Es solo una creencia!

El mecanismo de
nuestros recuerdos

En realidad, la gran mayoría de nuestros comportamientos sociales y emocionales forman parte de un poderoso mecanismo. Operamos con respuestas reflejas que no nos cuestionamos: «programas» dudosos que reproducimos hasta el infinito. Es como jugar al mismo videojuego durante años sin probar uno nuevo. Cuando un acontecimiento, por trivial que sea, «marca» nuestra mente, nos deja una huella no solo en el inconsciente sino también en el cuerpo (piensa en un adulto que tiene miedo de los perros porque lo mordieron cuando niño).

Más tarde, cuando ocurra algo similar, el ego buscará en sus recuerdos la emoción relacionada con el acontecimiento pasado y repetirá la escena. No le importa que este nuevo acontecimiento ocurra veinticinco años después: para el ego, solo hay un camino –el que conoce– y ese es el que tomará. No le preocupa el hecho de que la situación actual no sea la pasada. Así, nuestros recuerdos se repiten una y otra vez y nos hacen perdernos el presente.

La mente es perezosa y no le gusta el cambio; prefiere seguir el mismo camino, ¡es mucho más cómodo! Cuanto menos esfuerzo tenga que hacer, más feliz es. ¿Por qué cuestionar un camino que ya existe y que está acostumbrada a seguir a diario?

En varios momentos del día, es importante «sorprender» a nuestros pensamientos, observar una reacción que hayamos tenido, dar un paso atrás y ver si se trata de un «hábito». Aprendamos a «congelar» nuestras reacciones (como si detuviéramos la imagen de un video), para poder implantar otras reacciones y otras herramientas en nuestra mente y en nuestras emociones.

Cuando, en lugar de reaccionar «en caliente», invito a mi mente a serenarse y me tomo el tiempo de respirar profundamente, me doy cuenta de que cuento con recursos para responder de manera diferente. Nada ha cambiado a mi alrededor; soy yo quien ha cambiado. Donde había confusión interior, ahora hay paz.

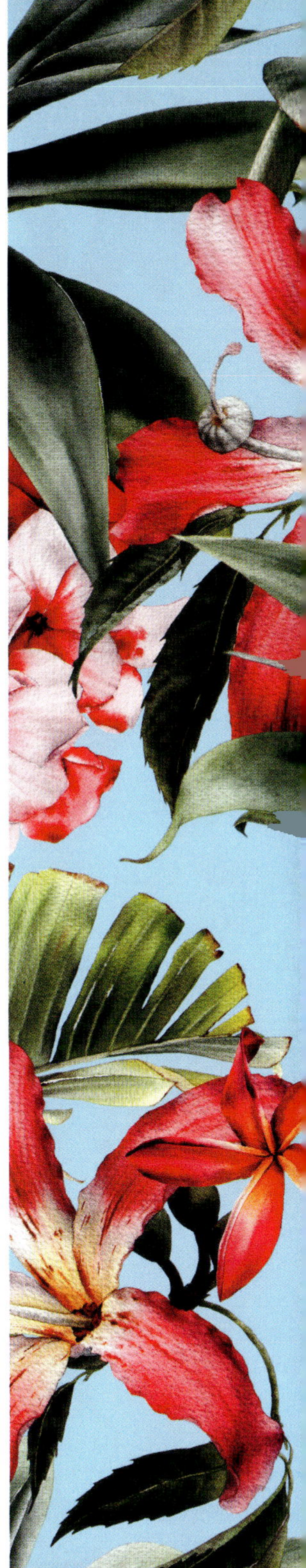

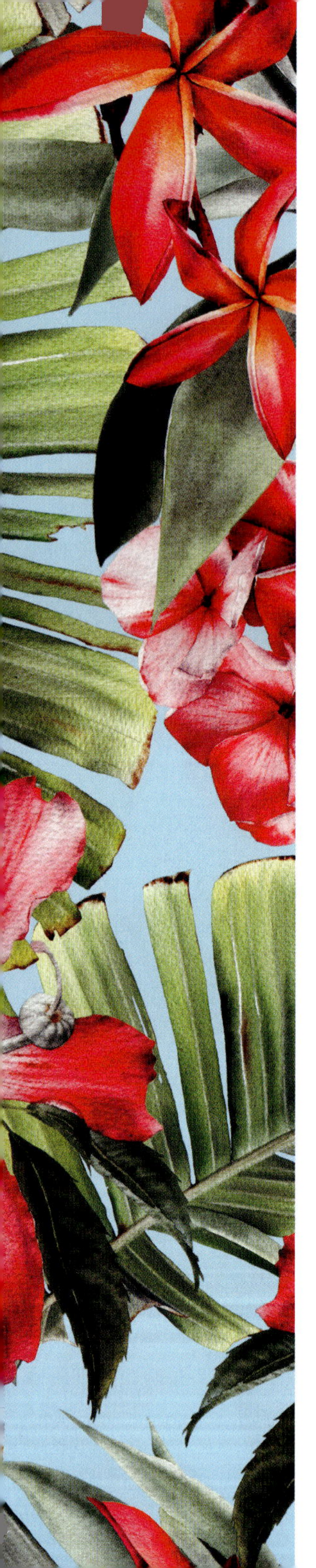

De la confusión a la claridad

Imagina una mujer a la que le gusta tener razón en todo y no puede soportar la más mínima contradicción. Se altera mucho defendiendo una idea, una «verdad». Y llega un día en que comprende que toda esta «alteración» la está agotando y decide que no quiere seguir viviendo así. Se percata de que los sentimientos que desencadena su reacción son desagradables y no le hacen ningún bien. Empieza a ver que es improductivo, porque impide mantener una discusión razonable. Se da cuenta de que, en ese momento, ella toma el control de la conversación y no le deja espacio a su interlocutor para que siga hablando.

A partir de ahí, empieza a observar sus mecanismos. Ve que cuando comienza una discusión, consigue mantener la calma durante unos minutos, pero termina alterándose y no sabe cómo llega a ese extremo. Recuerda la tensión en su cuerpo, cómo va subiendo la voz y su agitación crece. Cuando, en lugar de dejarse llevar por el acaloramiento de la discusión, le dice a su mente que se calme y dedique un tiempo a respirar profundamente, ve que tiene todos los recursos que necesita para actuar de forma diferente. Nada ha cambiado a su alrededor; solo ella. Donde había confusión, ahora hay paz. ¡Qué alivio! Por fin dejó de reaccionar y, en lugar de eso, cada vez más a menudo (¡«siempre» es solo para los más sabios!), actúa.

Puedes controlar tus reacciones. Ganando poco a poco control sobre ellas y estando atento, puedes cambiar tu «rutina» –tus hábitos– y, al hacerlo, cambiar tu vida. Al eliminar estos mecanismos e insistir (tan a menudo como podamos hacerlo) en otro curso de acción, forzamos a la mente a tomar otro camino, y aunque esto ciertamente la perturba, también le permite considerar otras posibilidades. Un simple cambio de hábitos, por pequeño que sea, abre la puerta a muchas otras opciones. Se produce un cambio de energía que atrae nuevas realidades. La vida tomará todos los colores de esta nueva energía.

LA SABIDURÍA DE LOS ANCIANOS

Si, en lugar de enfadarte por lo que está sucediendo, decides callar cuando hubiera sido fácil dar una opinión, estarás empleando nuevas energías que conducirán a otros resultados. Y si el cambio no conduce a los resultados que esperabas, puedes cambiar las veces que sea necesario, hasta que las consecuencias de tus acciones, pensamientos o creencias te den el resultado «correcto». No dejes que el pasado dicte cómo vivirás en el presente.

Esta disciplina de estar alerta es parte del gran proceso de limpieza que es esencial para transformar tu realidad. Cuando efectuamos una limpieza total de la casa, lo clasificamos todo bien, sacamos toda la basura acumulada y luego limpiamos el lugar.

Lo mismo se puede decir con respecto a la limpieza energética. Sea cual sea la fuente del problema, los recuerdos acumulados que te impiden evolucionar, la acción que debes tomar es llevar a cabo una limpieza: purgar tus recuerdos una y otra vez, con perseverancia inquebrantable. Todos los sabios que practican el camino del *pono* son así de estrictos consigo mismos: reconocen que en cada momento del día es esencial limpiar tanto los recuerdos del pasado como los agravios de la vida cotidiana que pueden acabar inundándolos de energías negativas.

Si decidimos cambiar nuestra realidad, hemos de aceptar eliminar los «malos hábitos» y creencias que causan nuestro malestar. Si eliminamos la creencia, también eliminaremos la limitación. Es así de sencillo.

Ha comenzado el proceso: primero hay que desentrañar los principales «nudos» eliminando conscientemente los pensamientos limitantes. Luego, si la carga es excesivamente pesada, necesitas hacer uso de la poderosa ley del perdón. ¡La limpieza está en marcha!

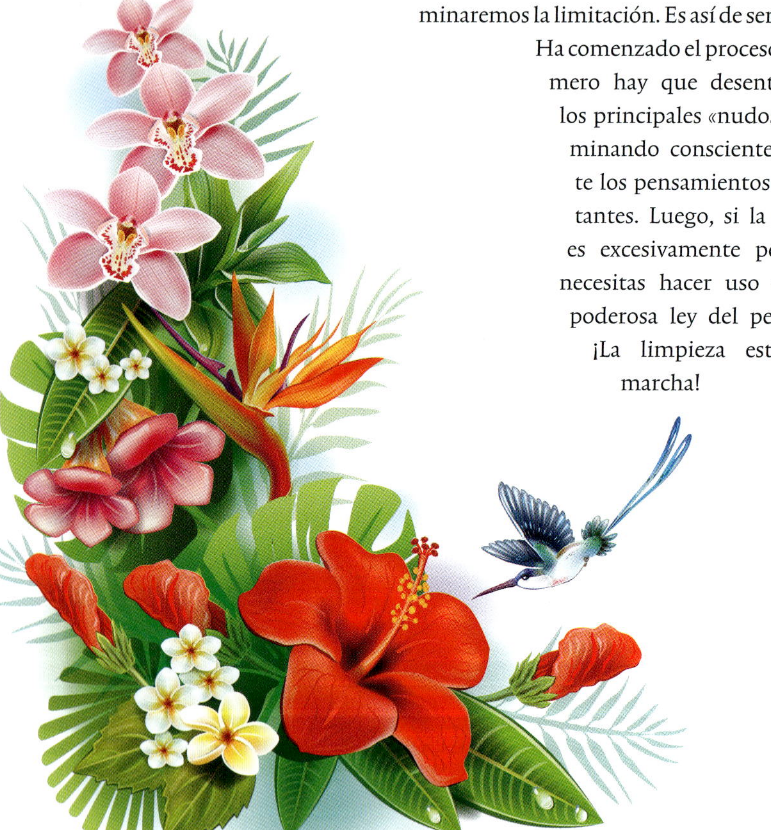

DESHACER LOS PRINCIPALES NUDOS

Nuestra responsabilidad, nuestra parte del «trato» consiste en emprender un examen de conciencia, en relación con esas minucias que pueden convertir la vida en un infierno (enfadarse cada vez que nuestro cónyuge se olvida de limpiar el baño, o por su horrible costumbre de dejar siempre la luz encendida, por ejemplo), pero también con los mecanismos que nos hacen tan predecibles.

Las palabras del maestro al estudiante

Hace mucho tiempo tuvo lugar esta conversación entre un estudiante y su *kumu* (ver la página 15):

E: ¿Qué he de hacer para seguir el camino del *pono*? ¿Cómo puedo saber si lo que estoy haciendo o pensando es *pono*? ¿Cómo puedo liberarme de las limitaciones de mi inconsciente y de mi forma de pensar que no me ayudan a ser feliz?

K: Todo es *pono*; todo es exactamente como debería ser.

E: ¿Significa eso que haga lo que haga, todo está en armonía, todo es *pono*? ¿Que incluso los pensamientos negativos son *pono*?

K: Sí, es cierto: todo es *pono*.

E: Entonces si mi novia me deja, es *pono*. Si pierdo el trabajo, es *pono*. ¿Todo es *pono*, pase lo que pase? ¿Sea bueno para mí o no?

K: Pero ¿quién decide si es bueno o no? Una experiencia desagradable no es negativa en el mundo de las energías. Es tu mente la que la clasifica así, pero el universo te envió esta experiencia: es perfecta, es *pono*. Todo lo que te sucede puede ayudar a tu desarrollo. Cualquier experiencia positiva o negativa es una oportunidad para que afirmes tu voluntad y elijas aprender de ella o no.

E: ¿Eso significa, entonces, que no tengo que preocuparme por lo que me esté pasando, ya que todo es *pono*? No puede ser tan fácil, ¿no?

K: Has de entender que tienes una responsabilidad y solo una: cumplir con tu parte limpiando conscientemente lo que puedas. Deja el resto al universo. Lo que estás experimentando hoy, ahora mismo, está en consonancia con tu sistema de creencias, y el universo sirve a esa creencia, ya sea positiva o negativa.

Por ejemplo, la creencia de que nunca logras conservar una pareja es una creencia profunda y arraigada, que da forma a una energía particular y la envía al universo, que luego servirá a esa creencia y te dará la oportunidad de vivirla en tu experiencia: tu pareja te dejará. Mientras te niegues a cambiar tu sistema de creencias, la experiencia se repetirá.

Los *kumus* están hablando aquí de las limitaciones de las creencias y subrayando su gran poder para resistir el cambio. Para que puedas cambiar un «mapa del mundo» que se ha vuelto excesivamente restrictivo, es esencial que reflexiones conscientemente sobre tus propias creencias.

Mahalo pau: «Gracias, pero no»

Las ideas, opiniones y juicios sobre nosotros mismos y sobre los demás definen nuestra relación con el mundo. Y la mayoría de las veces, nos dejamos atrapar y pasamos el tiempo criticando o tratando de cambiar al otro para que encaje en nuestro «plan interno». Dicha actitud plantea la pregunta de si este comportamiento habitual nos ayuda a vivir mejor o no.

El segundo paso es preguntarse si sirve a nuestra «causa» o si, por el contrario, la perjudica. Si la mayoría de las veces nos deja un sabor amargo en la boca, una sensación de no haber actuado «correctamente»; si nos lleva a las *pilikias* –emociones que son agobiantes y dolorosas–, entonces tal vez haya llegado el momento de cambiarla.

Para no dejar ninguna huella negativa que pueda perturbar su energía o la de los demás, algunos hawaianos tienen una fórmula para ello: *mahalo pau*, que puede traducirse como 'gracias, pero no'. Cuando se dan cuenta de que han pensado o hecho algo que no está bien, automáticamente (o casi) se dicen a sí mismos: «Agradezco la experiencia, pero no, gracias, ya no la quiero. El sentimiento que ha surgido en mí no me hace sentir bien. Perdono el lapsus en mis palabras o mis pensamientos y sigo adelante». Todo se resume en estas dos palabras: *mahalo pau*. Porque todo momento es una oportunidad para que cada uno de nosotros cambie.

Los sabios también mantienen una vigilancia constante sobre todo lo que tiene tendencia a repetirse a menudo. Disfrutan eliminando las creencias que limitan su percepción del mundo y su capacidad de elección.

Vale la pena que te cuestiones objetivamente tu sistema de creencias. El punto de partida es reevaluarlo e identificar aquellas que puedan ser perjudiciales y que te impidan sentirte bien contigo mismo.

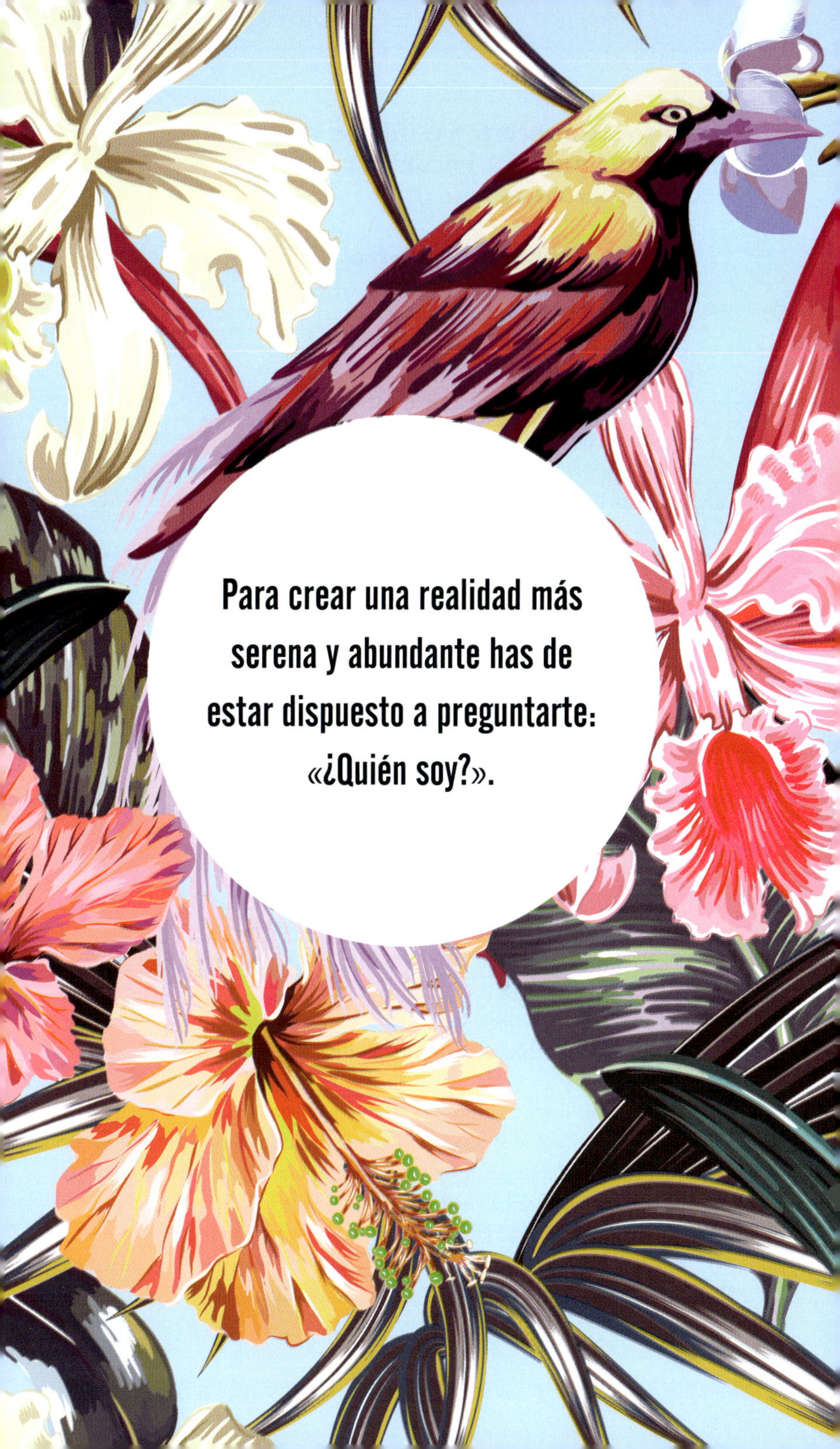
Para crear una realidad más
serena y abundante has de
estar dispuesto a preguntarte:
«¿Quién soy?».

¿Quién soy? Conocerte a ti mismo y saber en qué punto te encuentras

Escribe lo que realmente crees sobre ti:

- 🌸 Creo que soy alguien que es demasiado... o no suficientemente...

- 🌸 La vida es dura porque...

- 🌸 Creo que mi pareja...

- 🌸 Nunca conseguiré...

A continuación, hazte las siguientes preguntas:

- 🌸 ¿Esta creencia me hace sentir bien?

- 🌸 ¿Me ayuda?

- 🌸 ¿Me causa placer?

- 🌸 ¿Me acerca a los demás o me separa de ellos?

- 🌸 ¿Me ha ayudado a lidiar con ciertas experiencias en el pasado?

- 🌸 ¿Me sigue ayudando hoy en día?

- 🌸 ¿Me ayudaría más tener otra forma de pensar?

Retírate a algún lugar tranquilo en el que puedas estar a solas, relee las preguntas una por una, respira profundamente y deja que tu intuición te hable. Escucha de corazón la respuesta que surja, como una «inspiración» que te susurra algo.

Cuando estés listo, cuando decidas que ha llegado el momento de dejar atrás esta limitación, agradece esa vieja creencia, porque en algún momento del pasado te ayudó. Pero como no te está ayudando ahora, déjala ir; es hora de separarse de una norma que se ha vuelto obsoleta. Reemplaza el vacío que queda al eliminarla con una nueva declaración que cambie tu programa interior.

También puedes escribir esta nueva declaración en un papel y guardarla en tu bolsillo. Otra alternativa es reemplazarla por una piedrecita que la simbolice.

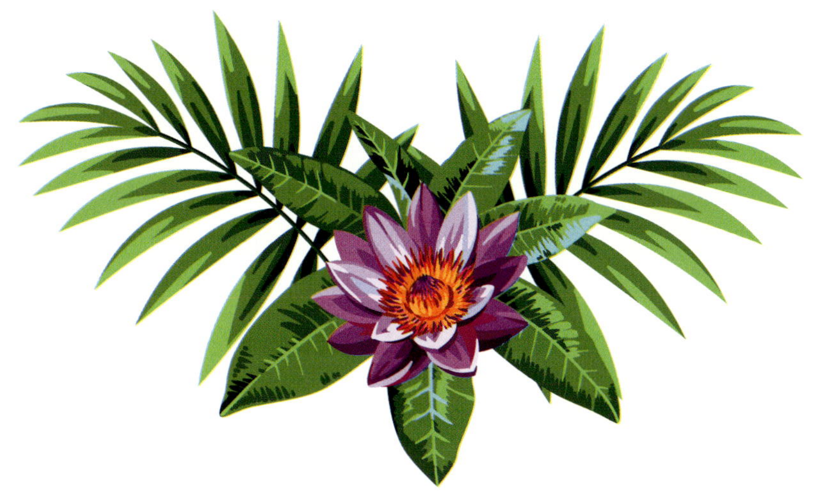

Cada vez que la toques, puedes aprovechar la oportunidad para reafirmar tu nueva «verdad». Toma una acción constante en el presente y emergerá una nueva realidad en tu vida.

Al repetir constantemente la misma frase, probablemente te sentirás –al menos al principio– un poco tonto, pero dale tiempo al tiempo. No bajes la guardia, presta atención a cómo reaccionas en esta o aquella situación. Empieza a observarte a ti mismo e identifica las ocasiones en las que emerge ese rasgo de tu carácter que quieres cambiar.

En ese momento, una luz roja debe parpadear en tu cabeza para evitar que caigas en la misma trampa y reacciones como siempre. Adelántate a tu hábito y responde de otra forma.

Confía firmemente en que las nuevas experiencias relacionadas con esta nueva creencia ya están ahí. ¡Tienes que creerlo! Cada día, cultiva nuevos pensamientos relacionados con tu nueva creencia. Y, como un atleta, entrénate para vivir, respirar, ver todo a través de los ojos de este nuevo programa que te hace más ligero y libre. «Merezco...», «Estoy listo para...», «Gracias por estas experiencias, pero no; ya no me sirven para seguir adelante...», «Ahora me libero de mis viejos recuerdos...». Descansa periódicamente de tus actividades cotidianas a lo largo del día y vuelve a cultivar esta nueva creencia. Medita en ella al levantarte y al acostarte. Cuando esta creencia se haya establecido, las experiencias que resuenen con ella se verán atraídas hacia ti. Entonces estarás en el lugar más apropiado para ver cambiar tu realidad.

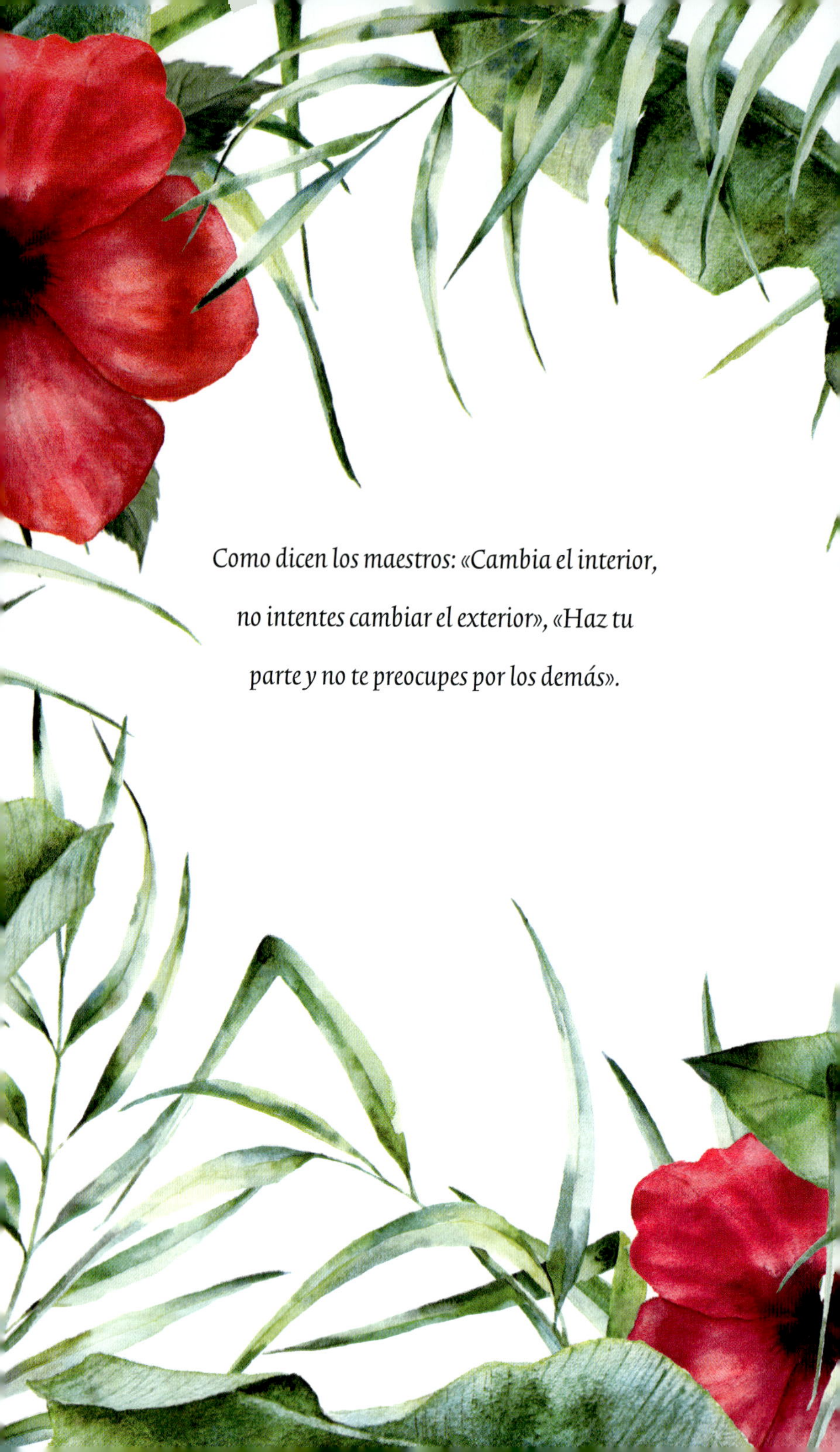

Como dicen los maestros: «Cambia el interior, no intentes cambiar el exterior», «Haz tu parte y no te preocupes por los demás».

El examen de conciencia para liberarse de los viejos recuerdos es ciertamente una tarea exigente, pero desmantelar estos mecanismos también puede convertirse en un proceso gozoso, en el que sorprendemos a nuestros pensamientos y aprendemos de cada situación. Además, esta disciplina nos permite concentrarnos en lo único sobre lo que tenemos poder: nosotros mismos. Nos hace ver que a menudo es una completa pérdida de tiempo querer cambiar a los demás, porque cada uno avanza a su propio ritmo, y es importante respetar eso.

Por supuesto, la mente hará todo lo que pueda para asegurarse de que no desechemos estas viejas creencias. No le gusta el cambio; más que nada, le gusta aferrarse a lo que conoce. Pero al ensayar otras respuestas preparas gradualmente el camino. Estás «arando surcos» para cultivar una forma distinta de pensar, y al final el entorno se adaptará a esta nueva «energía».

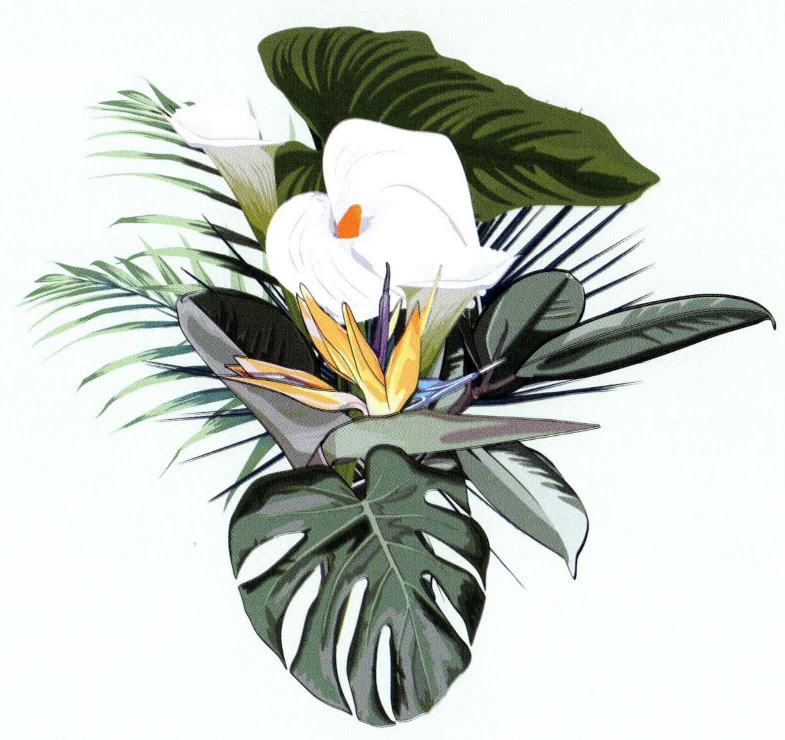

PURGAR LOS RECUERDOS PROFUNDOS CON LA LEY DEL PERDÓN

¿Qué hay de los «nudos» más grandes? Los nudos grandes son los que no se pueden deshacer solos: los mecanismos inconscientes muy profundos que originan un cierto malestar, un sentimiento de abandono, un miedo a afirmarse, una falta de confianza en sí mismo, pero también amargura, remordimiento y traumas pasados.

También pueden corresponder a recuerdos aún más antiguos, heredados de nuestros antepasados. Es aquí donde la benevolente energía del perdón puede hacer la limpieza por ti, ayudándote a liberarte de las más profundas impresiones de negatividad. Los sabios nos aseguran que «es suficiente» con confiar en el universo. ¡Pero aun así tenemos que hacerlo!

El perdón solo se produce cuando decimos «perdono». ¡Esta palabra tiene fuertes connotaciones religiosas que a algunos podrían rechinarles! Pero la hemos usado tanto que hemos olvidado su verdadero significado. Tan pronto como se menciona la palabra *perdón*, la gente se pone a la defensiva: «¿Perdonar...? Qué fácil, ¿no?; ¿por qué debería perdonar a quien me ha hecho daño?».

«¿Por qué hacer el esfuerzo de perdonar a alguien que ni siquiera acepta su responsabilidad por haberme herido? ¿Cómo puedo perdonar lo imperdonable? Es demasiado difícil, no quiero, no puedo...». Inmediatamente pensamos en lo que hemos sufrido; los acontecimientos pasados salen a la superficie y la memoria así reactivada va acompañada de sentimientos de tristeza, ira, amargura y un sentido de injusticia.

Con frecuencia, lo primero que viene a la mente es la dificultad de perdonar al otro. A menudo necesitamos más tiempo para centrar la atención en nuestras propias acciones.

El perdón, sin embargo, implica ambas caras de la moneda: perdonarse a uno mismo y perdonar a los demás. En ambos casos, el objetivo es el mismo: no se trata de negar la responsabilidad de ninguna de las partes, ni de olvidar el hecho, sino de eliminar las impresiones energéticas que dejan huellas imperceptibles y que se adhieren de manera negativa a nuestras vidas.

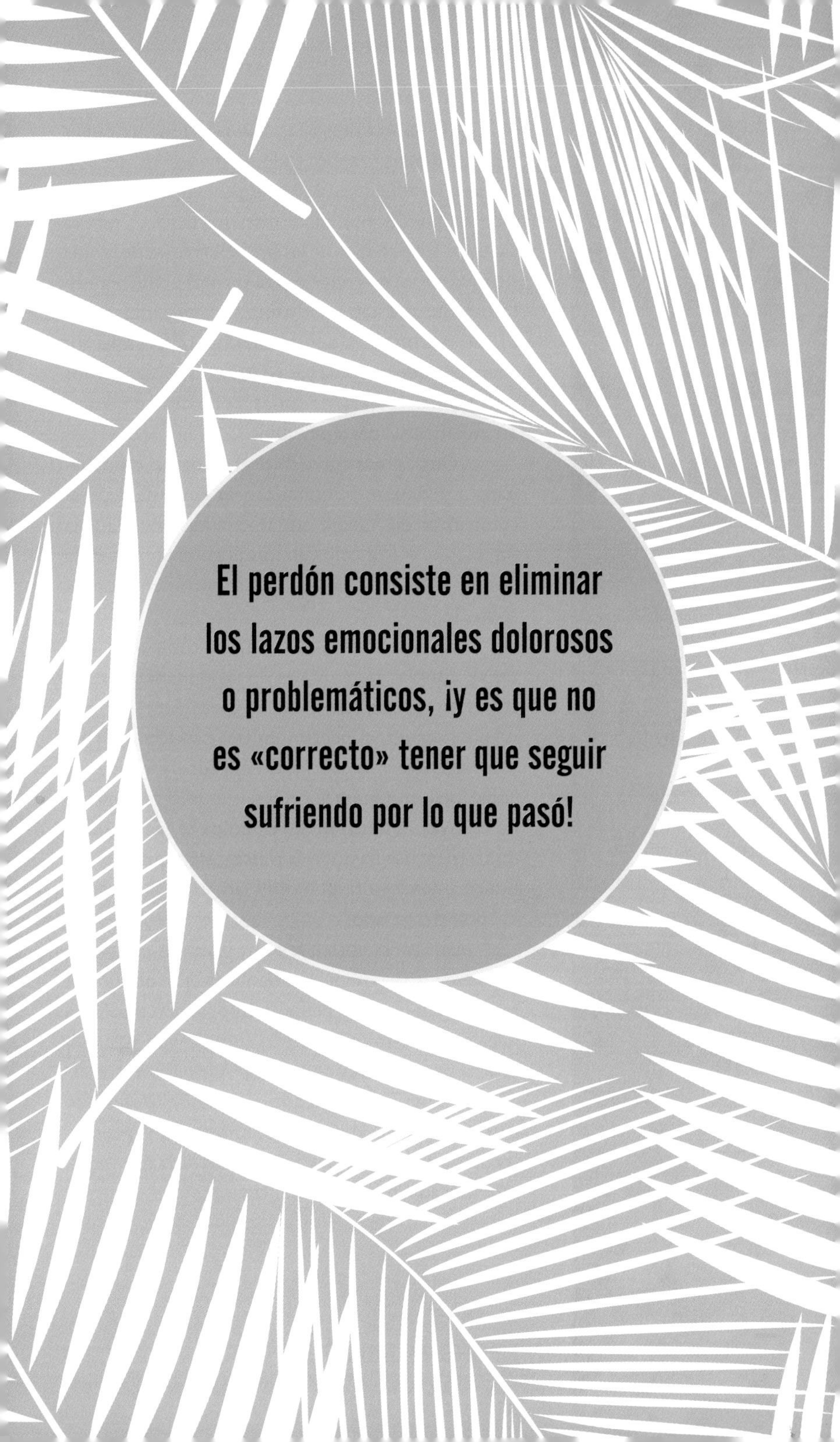

El perdón consiste en eliminar los lazos emocionales dolorosos o problemáticos, ¡y es que no es «correcto» tener que seguir sufriendo por lo que pasó!

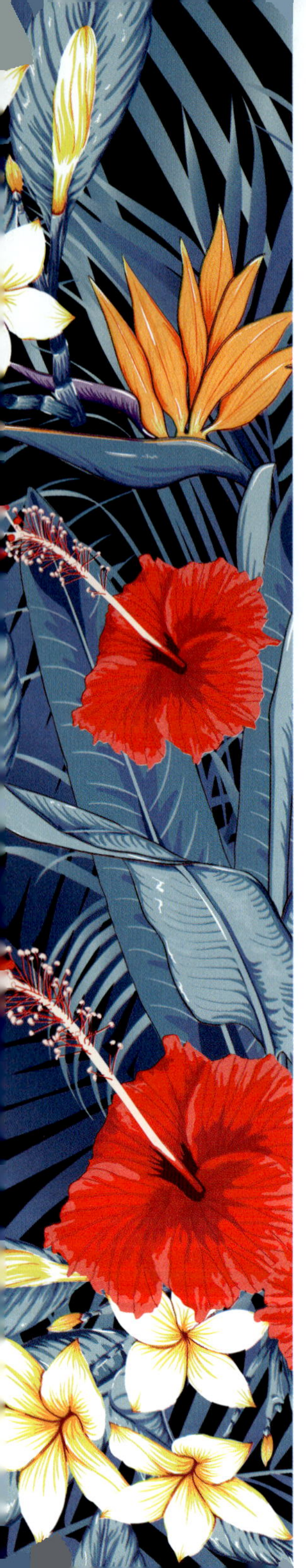

Nos enfrentamos a una elección: perdonar o no perdonar, y, sobre todo, ¿para qué? El perdón consiste en aligerar nuestra carga, recuperar la libertad y depurar la energía de nuestro cuerpo. Y esto es así tanto si hablamos de las pequeñas cosas de la vida diaria como si nos referimos a las más grandes y dolorosas que nos han dejado una profunda impresión. El *pono* nos ofrece la oportunidad de desprendernos de todo lo que nos pesa para dar paso a pensamientos y sentimientos más sosegados, más constructivos y, sencillamente, más agradables.

¿Qué es más agradable? ¿Levantarse cada mañana y detenerse frente al espejo para maldecir al compañero de trabajo que te está haciendo la vida imposible, o ir a trabajar con el corazón contento porque estás libre de cualquier sentimiento de ira hacia él?

Los ancianos ven el perdón como una forma de limpiar las energías de las que estamos hechos y que pasan a través de nosotros. En el antiguo ho'oponopono, el perdón no tiene mucho que ver con excusarte ante un ser divino superior con una barba blanca. Quienes profesan el *pono* tradicional no cultivan el sentimiento de culpa ni la necesidad de arrepentirse bajando la cabeza, sino que aceptan honestamente su responsabilidad, y eligen liberarse del peso del pasado.

Asimismo, entienden que nuestras palabras y pensamientos a menudo nos alejan del camino del *pono*. Saben que cada pensamiento, acción o palabra negativa contaminará nuestra energía vital así como la de la persona a la que se dirige. Reconocen que algunos recuerdos del pasado son tan dolorosos que perdonar parece, al principio, imposible, y que solo la energía universal, la fuente *Ke akua* de la que ya hemos hablado, puede aligerar la carga.

Perdonar es darse permiso para dejar atrás el pasado

El perdón no significa que lo aceptes todo, ni que niegues la responsabilidad de quien te hirió; tampoco significa justificar o minimizar el daño que se ha hecho. Lo que pasó, pasó, y nadie puede borrar esa acción que te perjudicó. Por otro lado, todas las emociones que aún te hacen sufrir han de ser tratadas. Hay que eliminar la huella que dejaron en tu cuerpo, tus emociones y tu energía.

El perdón tiene un poder liberador tan grande que no usarlo es como decidir que queremos seguir estancados en la culpa, la amargura o incluso la depresión. ¿Te sirven de algo estos sentimientos? ¡Por supuesto que no! Lo que hacen la mayoría de las veces es atormentarte e impedirte seguir adelante. Deshaciéndote de ellos podrás liberarte del pasado y arrojar luz sobre el presente, que es el único momento sobre el que realmente tenemos poder. A cada instante estamos rediseñando nuestro presente y definiendo nuestra realidad.

Si en este preciso momento, aquí y ahora, decidimos liberarnos de recuerdos del pasado que se han vuelto demasiado dolorosos, o de un patrón de comportamiento que ya no nos sirve, tenemos el poder de hacerlo recurriendo a las energías de la ley del perdón.

La práctica del «cuenco de luz»

Los hawaianos tienen una ventaja sobre nosotros: han aprendido desde la infancia a despejar los pensamientos y acciones de cada día que podrían bloquear el fluir de la vida. Para asegurarse de educar a los niños en este espíritu desde una edad temprana, sus mayores les cuentan una historia que ha sido transmitida de generación en generación durante siglos: el cuenco de luz.

Cada niño nace con un cuenco de luz perfecto. Si aprende a apreciar esta luz en el amor y el respeto

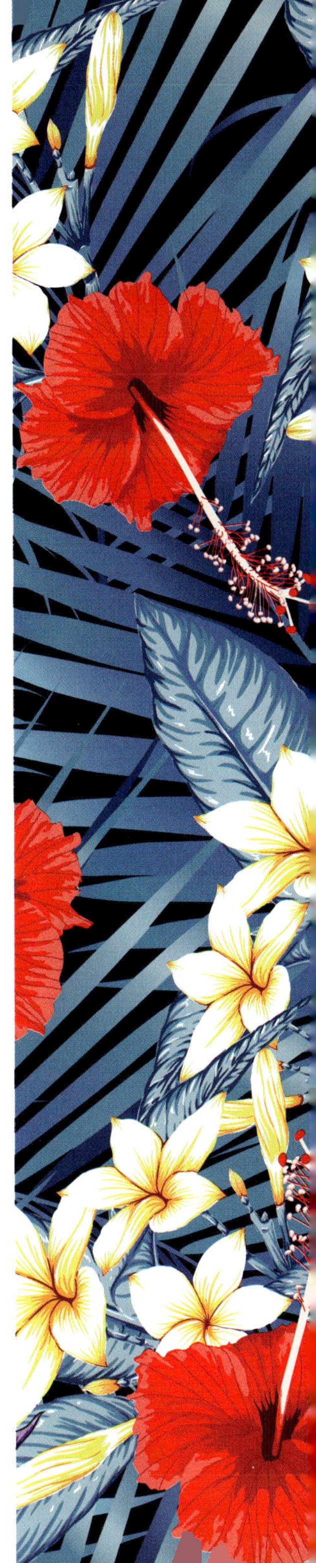

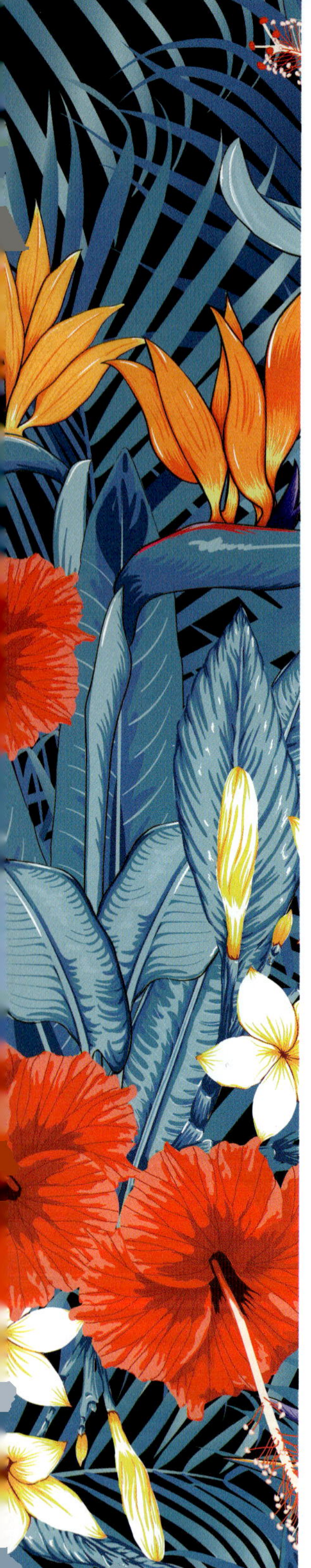

por la vida, crecerá y llegará a ser fuerte y poderoso y a estar en comunión con el universo. Será capaz de nadar con los tiburones, cantar con los pájaros y tener una buena comprensión de todas las cosas. Pero cada vez que un niño se deja arrastrar por el miedo, las preocupaciones, las dudas o los pensamientos negativos, tiene que colocar una piedra en su cuenco de luz. Y al hacerlo, pierde un poco de la luz, porque la luz y la piedra no pueden ocupar el mismo espacio.

Con el tiempo, si sigue añadiendo piedras al cuenco, este se llenará, dejará de contener luz y el niño se convertirá en piedra.

Como una piedra, el niño ya no podrá crecer ni salir a flote, ya no podrá hacer ningún movimiento, se cortará el fluir de la vida. Pero si se cansa de ser una piedra, solo tiene que perdonar a esa parte de sí mismo que llenó el cuenco con piedras. Al hacerlo, da la vuelta al cuenco para que las piedras caigan al suelo. La luz podrá entonces volver y brillar una vez más.

Esta analogía ancestral se usaba para enseñar a los niños pequeños a responsabilizarse de sus acciones y pensamientos. Desafortunadamente, la práctica se ha vuelto cada vez menos habitual ya que el mundo moderno se ha impuesto a las viejas costumbres. La historia refleja la verdadera naturaleza humana, pero también el poder del perdón y del abandono del sufrimiento pasado. En la tradición, cada uno de nosotros debe aprender a hacer elecciones de *pono* o aceptar las consecuencias de las alternativas.

Algunos abuelos daban cada día un cuenco a los niños. A la noche, los llamaban y les pedían que trajeran sus cuencos. Luego miraban para ver cuántas piedras habían colocado en ellos. En los días buenos, puede que solo hubiera una o dos. Se le pedía al niño que simplemente le diera la vuelta al cuenco. Con la ayuda de los adultos, se volvía consciente de sus pensamientos y acciones de ese día y prometía estar más atento al día siguiente para acumular menos piedras. En cambio, si el cuenco estaba lleno, se le pedía al niño que fuera a nadar al mar, para meditar y limpiar todos los pensamientos y acciones negativos del día. Según esta historia, el cambio requiere simplemente admitir que uno está cansado de ser una piedra.

Quizá incluso en estos tiempos podamos seguir usando esta práctica ancestral para ayudarnos a ser cada vez más conscientes de nuestros pensamientos y acciones.

El cuenco de luz en tu vida diaria

Elige un cuenco que te guste y recoge algunas piedras. Simbolizarán pensamientos, emociones o comportamientos que sabes que son negativos. Juega a este juego infantil hawaiano durante unos días. Sé consciente de cómo te relacionas con los demás y contigo mismo.

Cualquier situación de la vida puede convertirse en una oportunidad para practicar. Un colega agresivo: ¿le seguirás el juego y sacarás también tu agresividad o te pondrás a la defensiva? ¿Cómo reaccionas? Estás esperando en una larga fila en el supermercado y la chica de la caja es lenta: ¿qué emociones sientes que se despiertan en ti? ¿Empiezas a juzgarla y criticarla para tus adentros, o aceptas el momento sin dejarte llevar por ninguna emoción?

Si no tienes el cuenco, visualiza la piedra que estás poniendo en él cuando dejas que los pensamientos o sentimientos negativos invadan tu corazón y tu cabeza.

Al final del día, tómate un momento para repasar tu jornada. Adopta la perspectiva neutral de un observador, manteniendo la distancia. Reproduce la película de los pensamientos y acciones que marcaron tu día. ¿Tu cuenco está lleno de piedras? ¿Medio lleno? ¿Casi vacío?

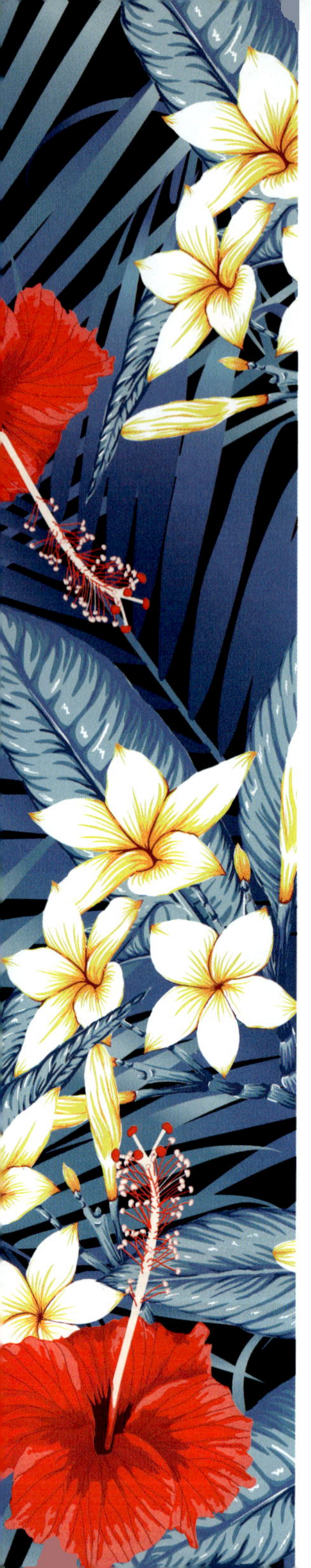

Nuestras decisiones siempre se basan en nuestras limitaciones actuales

Ten en cuenta que has elegido todos tus pensamientos y acciones basándote en tus limitaciones y recuerdos actuales. Siempre tomas tus decisiones de acuerdo con estas limitaciones. No finjas que no tienes ninguna, ¡todos las tenemos! Pero como has empezado a trabajar en ser consciente de ti mismo, para que tus acciones y pensamientos sean cada vez más intencionales y no meros reflejos automáticos, ya no eres el mismo individuo que tomó esas decisiones. Te has convertido en otro. A cada momento estás creciendo y cambiando.

Una elección nunca es buena o mala. Simplemente «es». Tal y como lo ven los ancianos, siempre tomamos la decisión correcta. Ninguna otra elección es posible en el momento en que la hacemos. Consideran que solo podemos jugar con las cartas que nos han tocado. Nuestra elección se basa en estas cartas, y por lo tanto es la única posible. En otro momento, con un yo diferente y otra circunstancia, elegiré algo distinto; pero en este, mi elección está «determinada» por mis creencias actuales, por «lo que soy», con mis recuerdos y mis limitaciones.

Cuántas veces nos decimos: «Ojalá no hubiera elegido este camino, ahora que sé a dónde me ha llevado, me arrepiento». Pero el arrepentimiento y el remordimiento no tienen cabida en la realidad del *pono*: tomamos la única decisión que podíamos tomar, porque estaba determinada por lo que éramos en ese momento.

Como solo podemos actuar en el presente, en cada momento tenemos el poder de cambiar lo que somos. Pero para hacerlo, hemos de ser cada vez más conscientes de los mecanismos que actúan en nosotros. Hemos visto que esta búsqueda del alma es posible, y que incluso puede convertirse en un juego que jugamos con nosotros mismos.

LA SABIDURÍA DE LOS ANCIANOS

Libérate, perdónate y asume la responsabilidad de tomar decisiones diferentes, «correctas» y «honestas» en el momento presente. El pasado es el pasado, el futuro aún no ha llegado, pero el presente te ofrece la oportunidad de elegir.

Tiempo de reconciliación

Todos necesitamos limpiar nuestro «interior» lo mejor posible, si queremos realizar cambios en nuestras vidas. Además de esta reprogramación personal, los hawaianos tienen una práctica que funciona maravillosamente para aliviar todavía más el corazón: el tiempo de reconciliación.

Incluso hoy en día, en algunos clanes, cuando un miembro del grupo lo solicita, todo el clan se reúne para dedicar un tiempo al debate entre todos los miembros, presidido por un anciano, con el fin de comprender la situación que ha provocado la discordia en la comunidad.

Cuando todo ha sido examinado por todas las partes, todos los puntos de vista han sido escuchados y aceptados, y se ha reconocido la responsabilidad de cada uno, la sesión termina con un rito de perdón sincero extendido a cada persona.

Así, cada miembro del clan tiene la oportunidad de aceptar su responsabilidad y, junto con el grupo, de «limpiar» las consecuencias energéticas que su acción pueda haber causado. «Limpios» y perdonados, pueden volver a actuar con el espíritu correcto del *pono*, liberados de la continua ira y crítica hacia los demás y del peso que han estado cargando sobre sus hombros. De esta manera, todos se van en paz: «Se ha limpiado lo que había que limpiar».

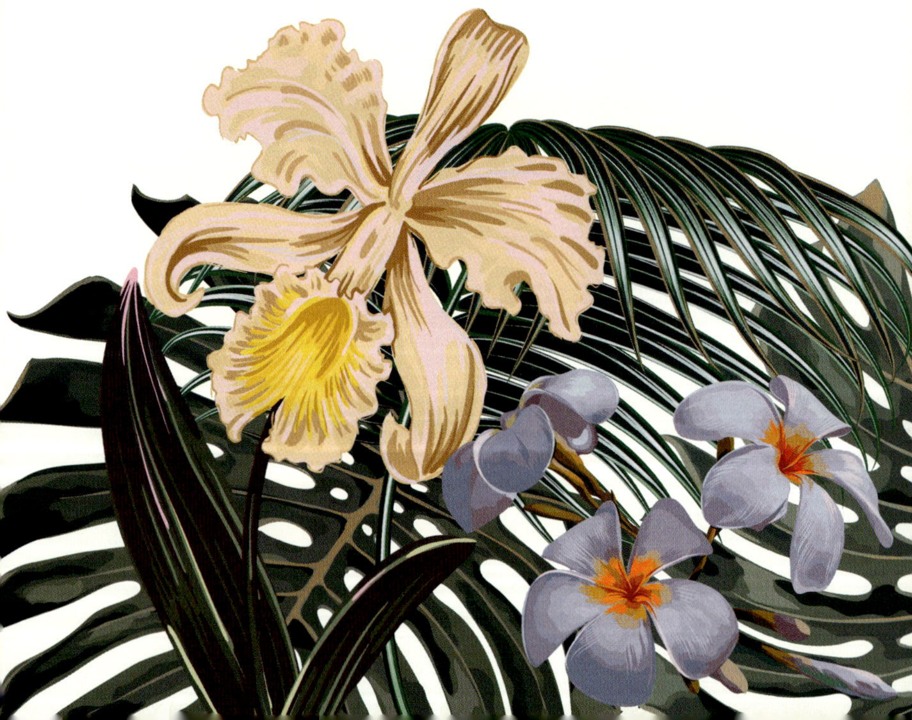

Sin embargo, los hawaianos siguen siendo muy cautelosos en el uso de las palabras. Porque un momento así puede degenerar muy rápidamente en un hervidero de autojustificaciones, sin que se desbloquee ninguna energía. El anciano que preside la reunión puede, en cualquier momento, intervenir para recordar a los miembros que la autojustificación no sirve de nada. Anima al grupo a no entrar en los porqués y los cómos. Se insta a cada uno a asumir la responsabilidad y a pedir disculpas a los demás miembros del clan, pero también a aceptar y perdonar a aquella parte de sí mismos que se salió del espíritu del *pono*.

Ahora, imagina cada noche –o tan pronto como hayas dicho o hecho algo que te pese porque sabes que tu elección fue injusta o injustificada– que un hombre o una mujer sabios y toda la gente que has herido en tus pensamientos o acciones están ahí contigo. El grupo se ha reunido y te pide que te unas a ellos para una sesión de ho'oponopono.

El anciano líder te pide que recuerdes tus acciones de ese día, que las observes y que confieses al grupo cualquier cosa que «no haya hecho bien a tu corazón o al de los demás». Entonces puede haber perdón, un perdón que te liberará de la carga de la culpa.

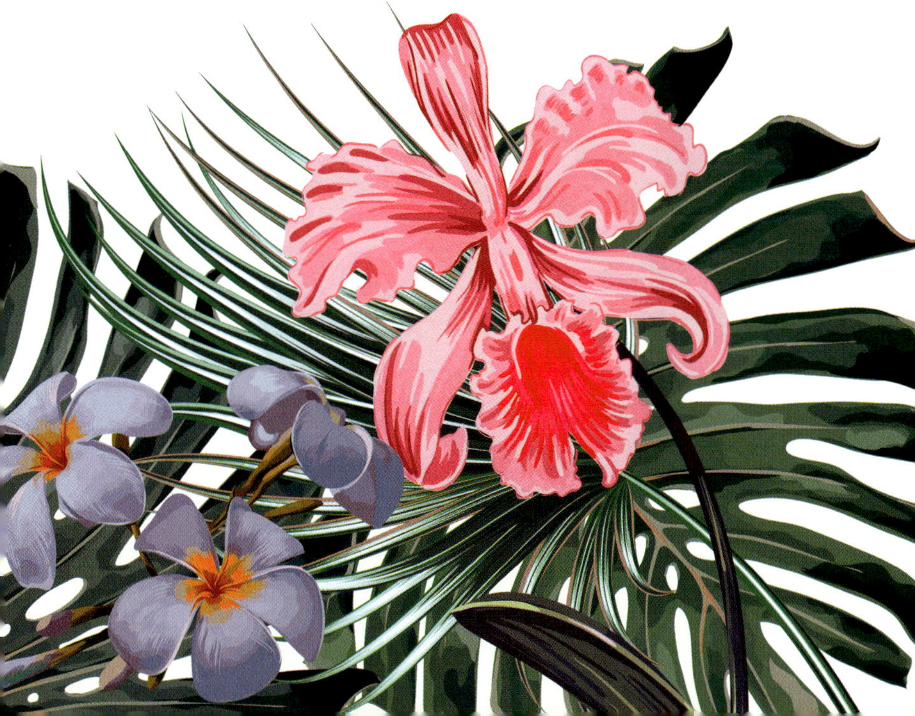

Te has vuelto consciente de tus pensamientos y acciones de ese día; nadie puede borrarlos aunque hayan causado daño; tú eres responsable, pero el poder de la ley del perdón te permite liberarte de ellos para empezar de cero al día siguiente. Nada ni nadie, excepto tú mismo, puede obligarte a seguir viviendo con arrepentimiento, remordimiento o cualquier otro sentimiento negativo. Puedes elegir darle la vuelta al cuenco para cambiar tu realidad.

Así que, de vez en cuando, cuando sientas que la tensión aumenta, ¿por qué no intentas organizar un tiempo de reconciliación con tu familia? Decide organizar una reunión en la que todos tengan la oportunidad de hablar sin perderse en explicaciones; un momento en el que podáis reuniros a hablar, para que todos podáis aceptar la responsabilidad y veáis si ciertos problemas pueden resolverse.

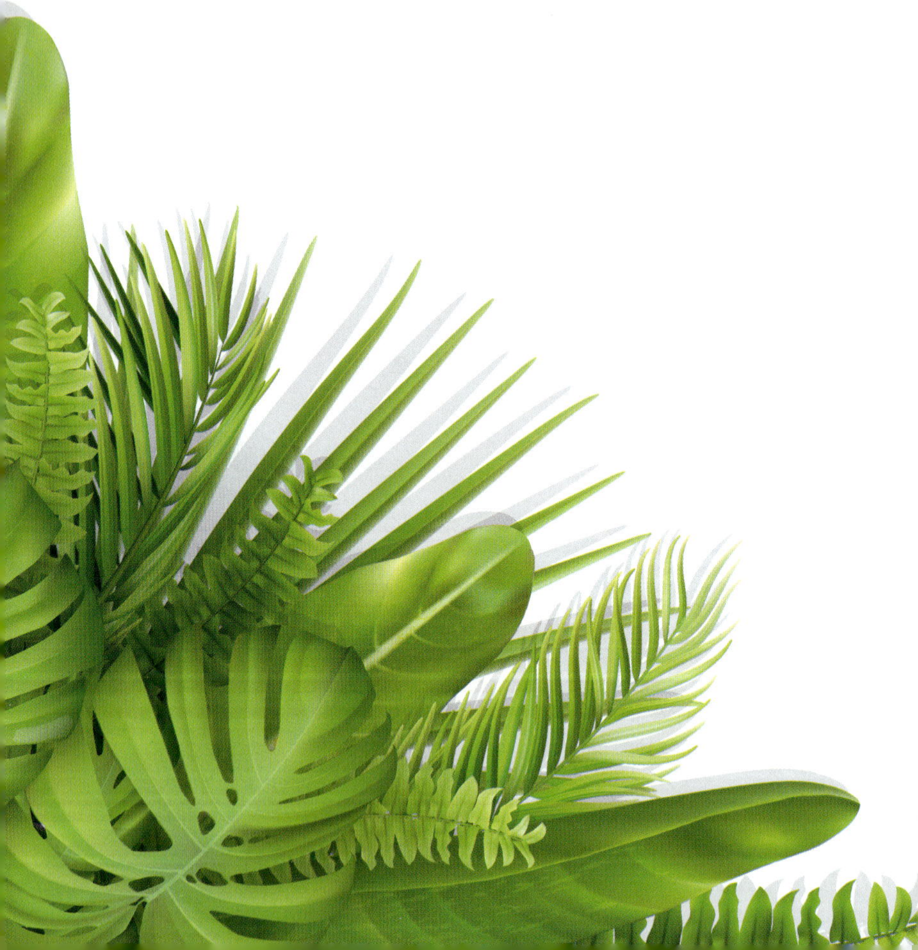

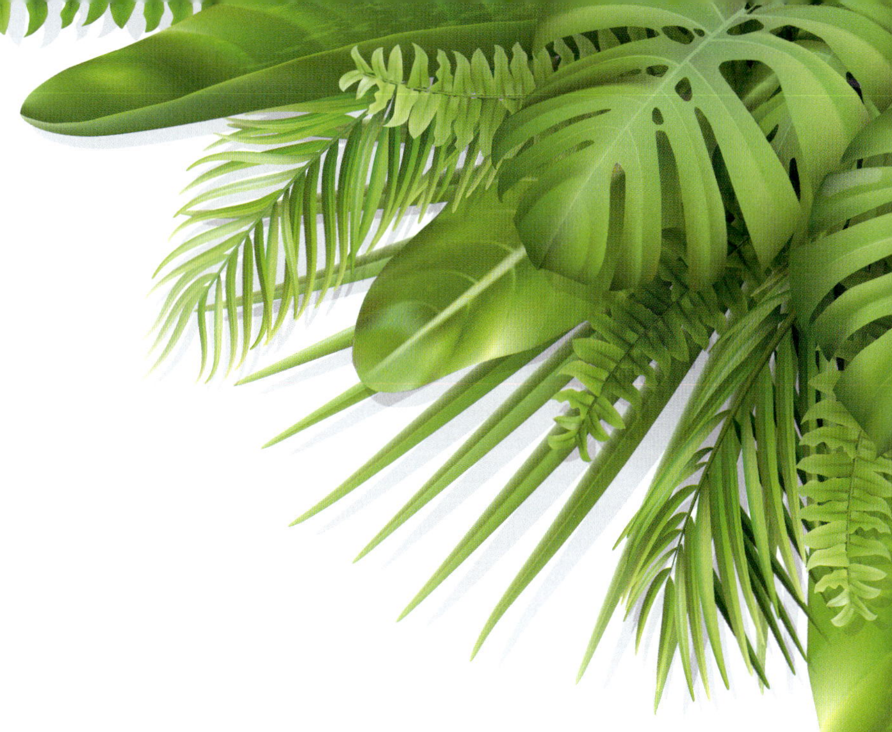

Cuando el perdón parezca imposible, déjalo en manos del universo

El perdón es uno de los actos más difíciles porque requiere silenciar todos los agravios de la mente y el ego. A veces, nos parece imposible imaginarlo. La mente no puede asimilarlo.

En ocasiones, el dolor causado por alguien –o tal vez simplemente por la vida misma– puede ser tan intenso que parece imposible perdonar: que tu pareja te abandone cuando estás esperando un bebé, que un amigo te traicione, que te engañen, que te violen...

En tales casos, los ancianos te dirán: «Avísanos cuando hayas tenido bastante».

A nuestros oídos occidentales, estas palabras les pueden sonar durísimas; pero, en realidad, es un buen consejo por muy cruel que parezca.

Es imposible avanzar mientras sigamos quejándonos, porque la queja ocupa mucho espacio: en nuestro corazón solo hay lugar para el rencor, la ira y el resentimiento. La piedra se vuelve cada vez más pesada y nos cegamos a todo lo demás. Nos hemos quedado atrapados en este doloroso momento de la vida; eso es lo único que existe. Estamos encerrados en él y hemos arrojado a la calle la llave que podría liberarnos de nuestra prisión.

Hemos de aceptar esta etapa como necesaria e inevitable, pero también es importante atravesarla, dejándola pasar sin apegarnos. Algunos prefieren agarrarse y aferrarse a ella. ¿Qué elegirás hacer?

La libertad solo será posible cuando nos hartemos totalmente de nuestra situación, cuando el deseo de liberarnos de estos pensamientos dolorosos que nos tienen dando vueltas y vueltas se vuelva más fuerte. Se trata de aligerar la carga y ganar paz interior.

Los sabios de las islas nos susurran al oído: «Solo cuando alcanzas ese estado puede comenzar el proceso de limpieza. Por ahora, toda tu energía está concentrada en un solo punto de vista. Nada más puede ocupar su lugar».

La mayoría de las veces, avanzamos sin tener las respuestas a nuestras preguntas, por muy legítimas que sean. El consejo de los maestros hawaianos es entonces: «Olvídate y deja que el universo se encargue». Libérate de esta carga para poder avanzar con un corazón ligero.

Cuando la carga se vuelve muy pesada y no sabemos realmente por qué o cómo hemos llegado a ese lugar, tenemos que perdonar a todos. Dejarlo en manos de los poderes que están más allá de nuestra comprensión.

Sin entender realmente cómo ocurrió, nos encontraremos un día enfrentados a la misma situación, o cara a cara con quien nos hizo daño, y nos sorprenderá lo diferente que vemos las cosas ahora.

El dolor y la ira se habrán ido. Seremos capaces de «ver» la situación como un mero observador, y ya no provocará emociones negativas en nosotros. Nos liberaremos de ellas. Algo más positivo podrá ahora reemplazarlas.

En entrevistas con Nancy Kahalewai, el tío Robert Keliihoomalu, un anciano de la Isla Grande, declaró que le hacía gracia esta necesidad que tienen los occidentales de entenderlo y analizarlo todo. Repitió que para perdonar, para dejar ir realmente lo que nos ha herido, simplemente tenemos que confiar esta carga al universo.

Para dejar que las leyes del mundo de las energías funcionen, suele decirles a quienes conoce: «Si he hecho o dicho algo que te haya herido de alguna manera, lo siento mucho». No sabe si este es el caso, pero hace una limpieza sistemática. Quizá uno de sus antepasados hirió una vez a un antepasado de la persona a la que se dirige; quizá perturbó su campo de energía. Como no lo sabe, repite con regularidad esta limpieza para apaciguar lo que necesite ser apaciguado.

Para él, como para muchos ancianos, entender el porqué y el cómo no tiene importancia. Lo que es fundamental es decidir, de corazón, confiar al universo todas las cosas que ha dicho o hecho y que puedan haber herido a quienes conoció ese día o incluso a lo largo de toda su vida. Observa las estrellas del cielo, se deja bañar por el aire de la noche, y luego «evoca» el perdón para sí mismo y los demás. Cree que repetir esta práctica diariamente es indispensable para mantener el corazón alegre.

También entiende que a veces las cosas que la gente hace pueden parecer completamente injustificadas. Así que está de acuerdo en mantener una mente abierta y aceptar que probablemente nunca entenderá lo que suele llamar «el gran misterio». Al aceptar su falta de comprensión, también toma la decisión de perdonar, sin estancarse en tratar de descubrir las razones que podrían haber llevado a alguien a hacerle daño. Ya que ha llegado el momento de seguir adelante.

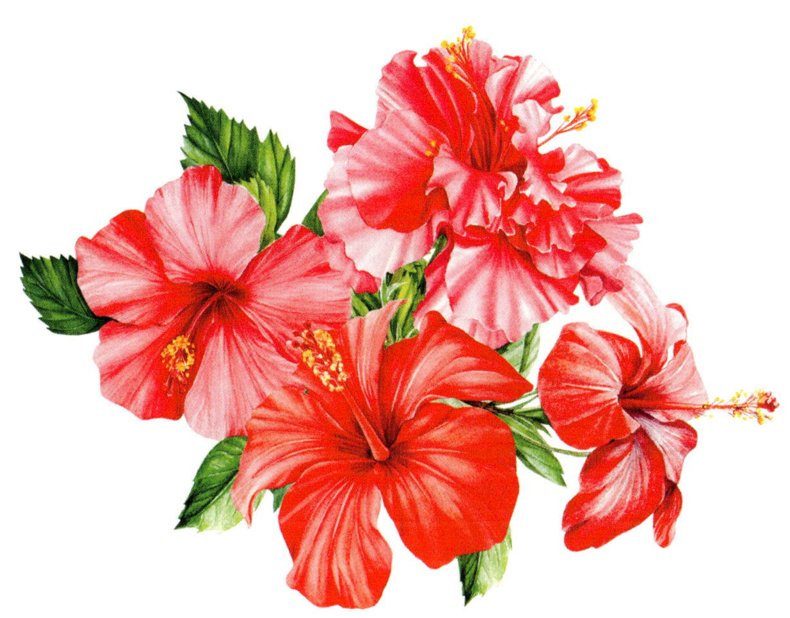

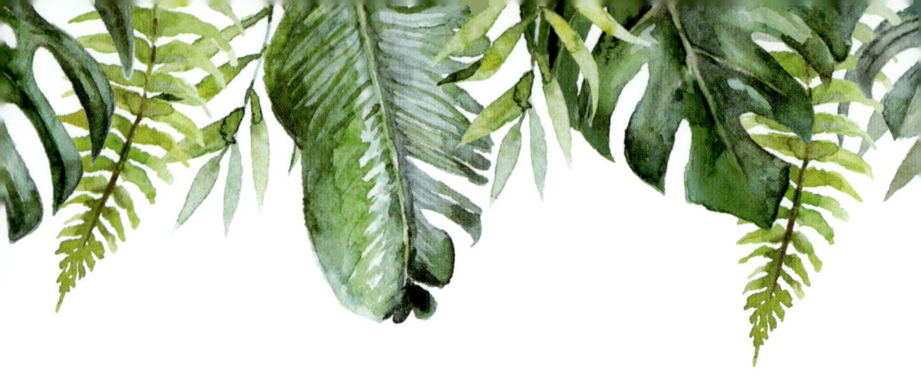

La práctica diaria de la ley del perdón

La llave que abre todas las puertas es la práctica regular y constante de la ley del perdón. Cuanto más llenemos de perdón nuestros corazones, más clara y sincera será la perspectiva que tenemos de nuestro propio comportamiento. Se crearán nuevas respuestas reflejas. El perdón desbloquea los canales de los que hablaba Nana Veary.

Los ancianos nos dan otro consejo: el perdón implica tanto palabras como pensamientos. El perdón comienza con una elección que cada uno de nosotros debe hacer para «limpiar» (o no) nuestra «casa» interior.

El segundo paso es que nuestra intención de perdonar sea totalmente sincera. Las palabras por sí solas no son suficientes. Con frecuencia los sabios de Hawái observan divertidos cómo la gente se pasa todo el tiempo diciendo «lo siento» sin hacer ningún tipo de limpieza interior. Quienes actúan así terminan decidiendo que el perdón es inútil, que no cambia nada. Dicen «lo siento» sin convicción, sin tener conciencia de sus palabras.

La tradición hawaiana no ve el perdón como un acto de contrición, en el que agachamos la cabeza y nos golpeamos el pecho, afirmando una y otra vez que es nuestra culpa, que somos culpables. ¡No! La energía está en otra parte, en el reconocimiento de nuestra responsabilidad. Nos ayuda a crecer, a avanzar y a ser cada vez más conscientes de lo que está bien y lo que no. Cada día, al practicar la ley del perdón para nosotros mismos y para los demás, nos conectamos con energías muy poderosas que pueden ayudarnos en nuestras vidas.

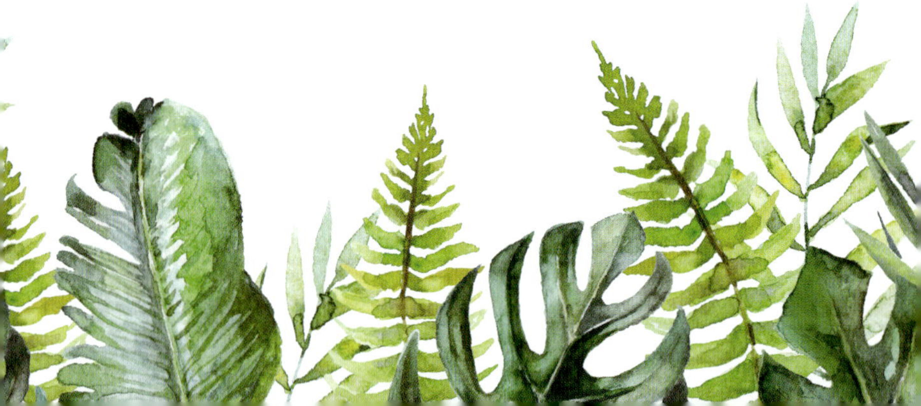

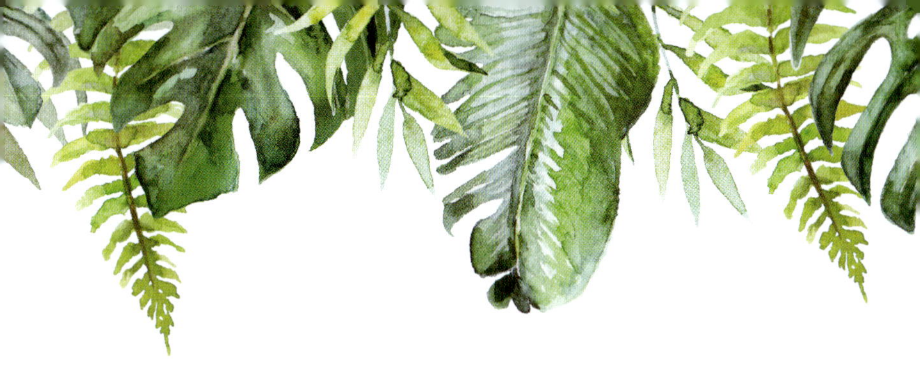

Si el corazón se alinea con el pensamiento, si educamos toda nuestra voluntad para que elija avanzar, entonces, dicen los sabios, el peso de nuestra carga desaparecerá sin que ni siquiera podamos explicarnos cómo. ¡Es «el gran misterio»! Sencillamente, veremos los efectos en nuestras vidas; puede que no entendamos por qué la vida se ha vuelto más agradable, pero el hecho es que nos sentiremos mejor con nosotros mismos, como si nos hubiéramos liberado de una pesada carga de la que puede que ni siquiera fuésemos conscientes.

En la práctica hawaiana, los ejercicios de respiración (*ha*) forman una parte integral del proceso. Respirar profundamente calma la mente, y a continuación, esta calma impregna nuestro cuerpo y nuestros pensamientos, ya que el aire entra y sale de los pulmones. Cuando la mente está más calmada es el momento de pronunciar algunas palabras elegidas, por ejemplo: «Aquí y ahora, elijo perdonarme por lo que he dicho y hecho y por lo que no he dicho ni hecho. Este perdón lo extiendo a mí, mis antepasados y mi futuro linaje. Elijo perdonar y liberar todos los lazos invisibles que me mantenían atado al pasado y a la gente que me hizo daño. No me guardo nada y libero todos los lazos que puedan haber sido creados».

Cada uno tiene que encontrar las palabras que mejor se adapten a sí mismo. Una vez que elijas tus propias palabras para invocar las energías del perdón, es importante que las utilices tan a menudo como sea posible. Esta frase se convertirá entonces en una especie de *leitmotiv*.

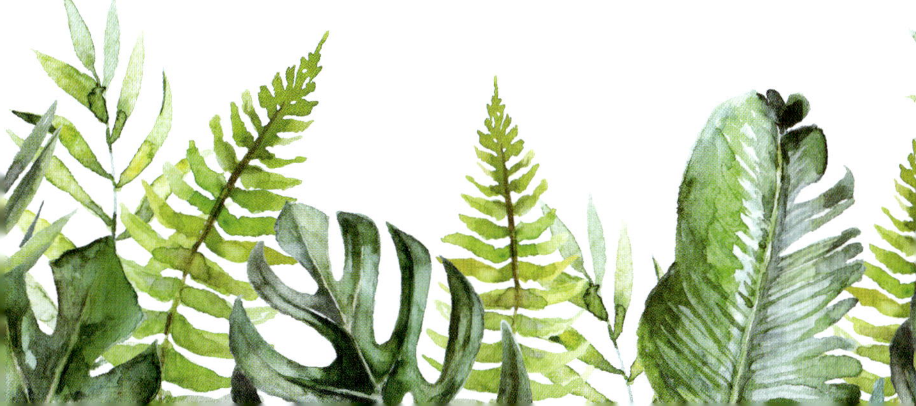

LA SABIDURÍA DE LOS ANCIANOS

Nana Veary[*] recomendaba hacer dos meditaciones al día, una al amanecer para agradecer a los *akuas* (ver la página 14) y otra al atardecer, para limpiarse del día. Nana explicaba que meditar en estos dos momentos específicos nos hace más felices.[6] Así como debemos lavar con frecuencia nuestro cuerpo para evitar olores desagradables, también hemos de limpiar nuestra energía o terminará estancándose.

La meditación hawaiana es muy sencilla, y las palabras surgen del corazón. Los hawaianos buscan tiempo para estar solos, en la naturaleza o en un lugar cómodo, donde calman sus mentes enfocándose en la vida que fluye a través de ellos mientras respiran. Por la mañana, expresan su agradecimiento por todo: su vida, lo que tienen, lo que desean como si ya estuviera ahí, su familia, el sol, los árboles, las plantas que los alimentan. Sonríen a toda la belleza de la vida. Por la noche, se «limpian», como hemos visto, revisando los acontecimientos del día y perdonándose a sí mismos y a los demás para deshacerse de todas las huellas que han dejado. Se desprenden de todos los sentimientos negativos, limpiándolos, como si los pusieran bajo una ducha que libera la suciedad. Expresan su agradecimiento y perdonan.

---

* Nana Veary, *Change We Must: My Spiritual Journey* [Debemos cambiar: Mi camino espiritual]. Kahului: Water Margin Press Ltd, 1991.

Limpiar los canales, crear nuevos mecanismos, transmutar y perdonar: estas son las herramientas que nos ofrecen los ancianos para cambiar nuestra vida y redirigirla hacia el pacífico y abundante camino del *pono*.

Pero también tenemos que hacer frente a una sociedad que hace oídos sordos y no nos deja tiempo para abordar este proceso de «reprogramación». Para ayudarnos a abrir nuevos canales y apoyarnos en este vital examen de conciencia, la tradición hawaiana nos ofrece una herramienta que suele descuidarse: la gratitud. Este es uno de los aspectos esenciales del camino del *pono*.

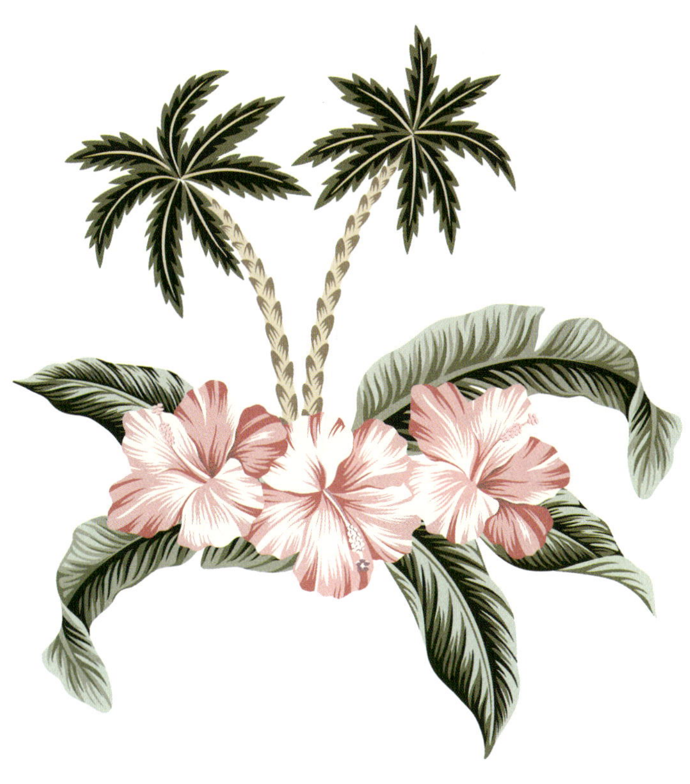

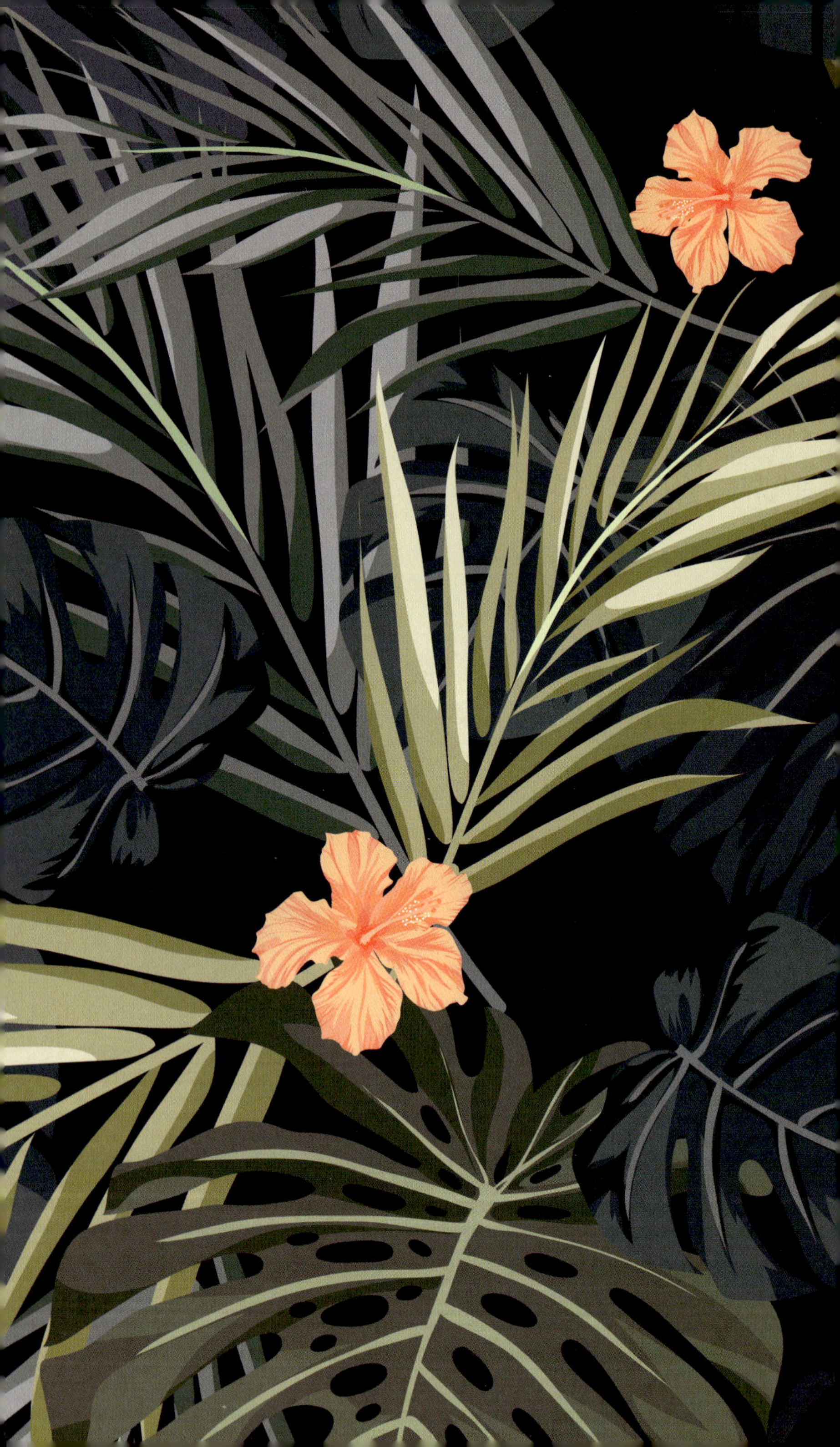

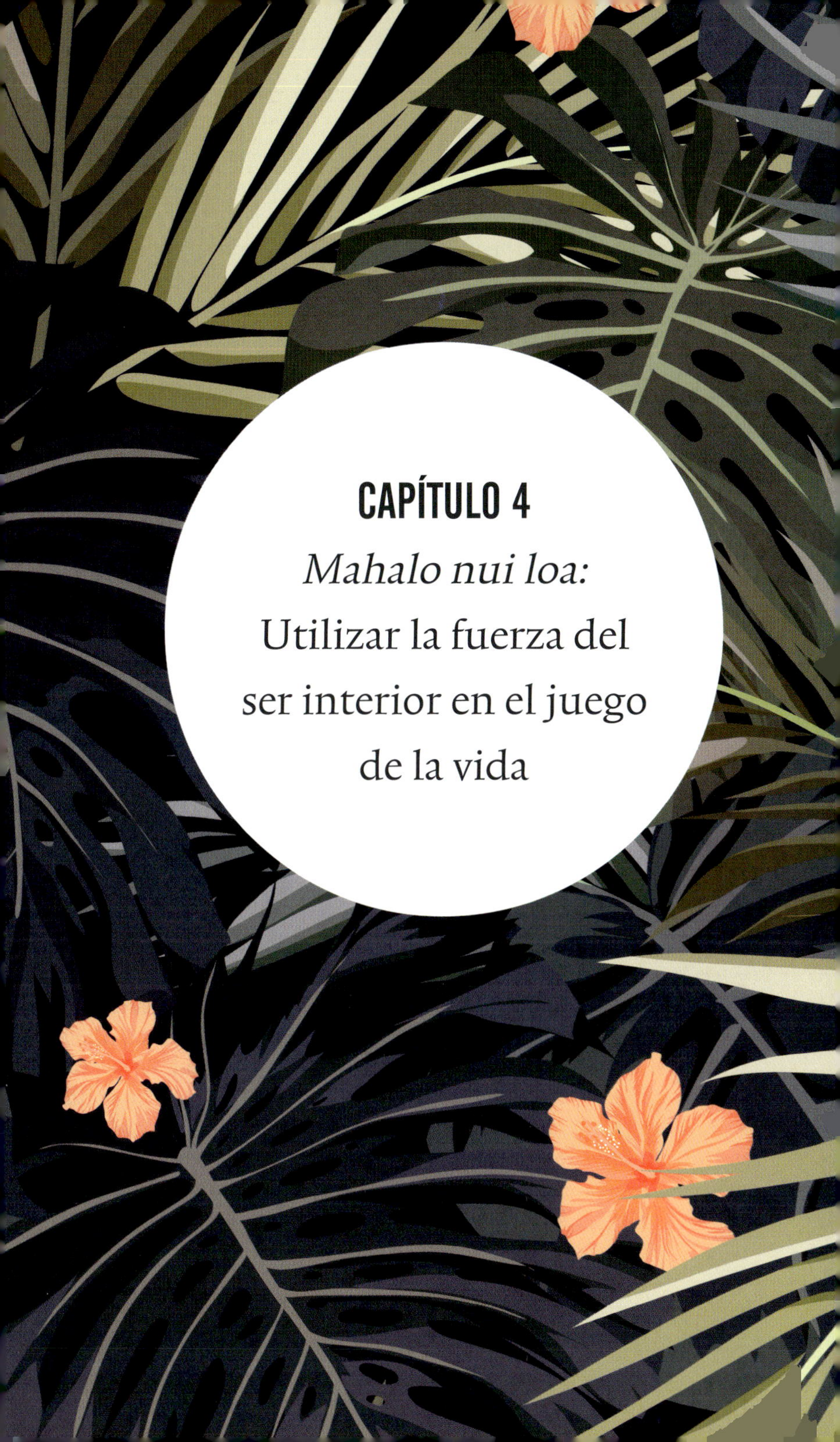

CAPÍTULO 4
Mahalo nui loa:
Utilizar la fuerza del
ser interior en el juego
de la vida

En la tradición hawaiana, nuestra «densidad» visible se considera la punta del iceberg. Es la única parte visible, así que la hemos tratado como si fuera nuestra única parte real. Hemos olvidado y descuidado la otra parte, la que está bien escondida bajo la superficie. Y sin embargo, esta otra parte constituye la esencia de lo que somos ya que nos permite estar conectados a las leyes del universo y tomar el control de nuestra vida.

Es difícil dar un nombre a esta parte invisible, pero es muy real. Algunos la llaman el «ser interior»; otros, el «ser universal» o el «ser energético». Sea cual sea el término que usemos, representa lo mismo: la parte de nosotros que resuena con los sonidos de las leyes de la energía. Nuestro ser interior es esa parte de nosotros que nos habla a través del canal de la intuición. Es la parte que se comunica a través de las imágenes, en los sueños, mediante un pensamiento fugaz que pasa por la mente o una intuición que surge de quién sabe dónde, que nos alerta del peligro o, por el contrario, que nos empuja hacia alguien o algo que será bueno para nosotros.

Privarnos del poder de una gran parte de lo que constituye nuestro ser equivale a utilizar solo una fracción de las herramientas que necesitamos para la vida. Muchos ancianos, al observar el mundo, se asombran de las consecuencias a menudo dramáticas de esta negligencia: fatiga extrema, estrés, ira, resentimiento, sensación de vacío. Muchos nos pasamos la vida luchando contra las circunstancias y los acontecimientos, y nos perdemos en la confusión interior. ¡Pero la vida no tiene por qué ser así! Si realmente somos, por encima de todo, seres energéticos, ignorar estas energías significa que estamos sofocando nuestra verdadera naturaleza. Si hacemos eso, dejamos de escuchar los mensajes que han de transmitirnos para nuestro bienestar.

Como un niño pequeño abandonado, el ser interior está continuamente gritando: «¡Cuídame, estoy aquí!». Si no le hacemos caso, hará todo lo posible para perturbarnos y evitar que avancemos, y para hacernos tropezar hasta que al final lo reconozcamos y podamos aprovechar su sabiduría. Solo entonces encontraremos la armonía interior y tendremos por fin a nuestra disposición todas las herramientas que necesitamos para avanzar en el camino de la vida. Sin embargo, todavía tenemos que aprender a silenciar nuestra «ruidosa» mente y dejar que nuestro ser interior tome las riendas para guiar nuestras elecciones, momento a momento. En esos instantes es cuando se determina el rumbo de nuestra vida.

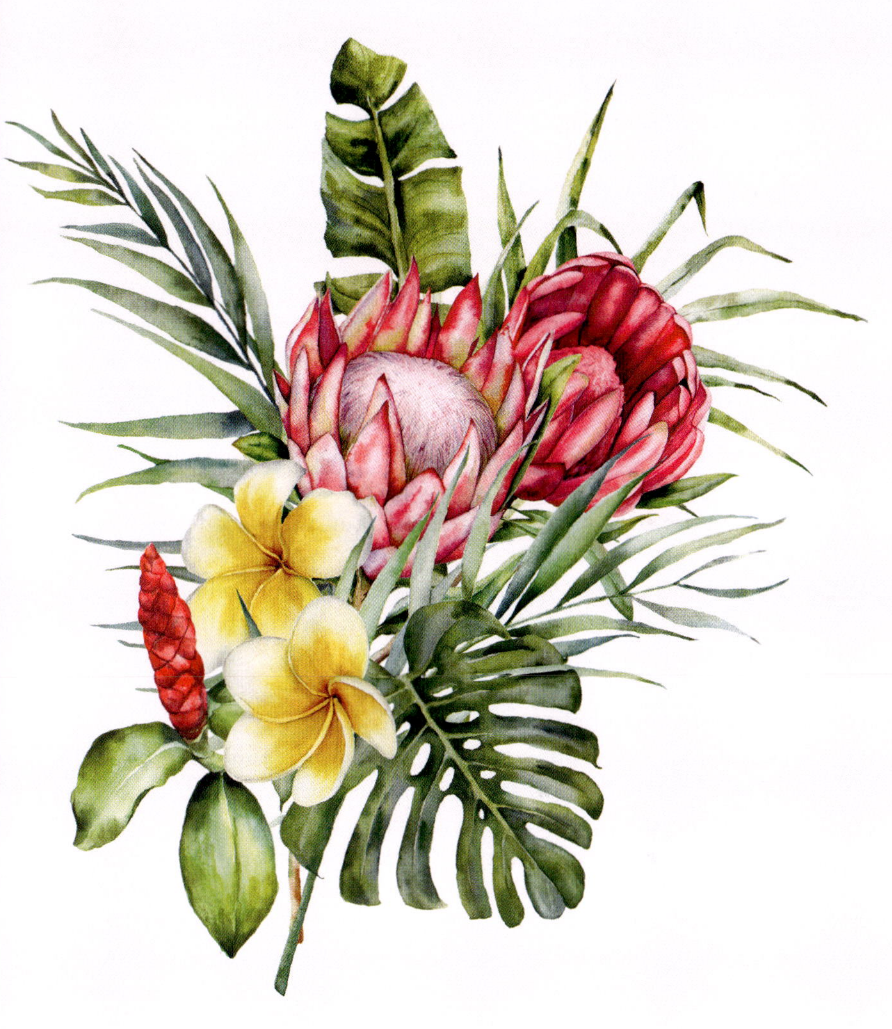

CALMA TU ESTRÉS

Estrés: es una palabra que se ha vuelto tan común en nuestros labios que hemos llegado a creer (¡otra creencia!) que se trata de un estado normal y legítimo, en este mundo enfocado en el logro que exige tenerlo todo inmediatamente al alcance de la mano. Por más que nos esforcemos, el estrés surge en el momento menos pensado y nos destroza la mente y el cuerpo.

¿Cuántas veces te ha sucedido algo así? Vuelves de unas merecidas vacaciones –en las que te has tomado un descanso de los problemas diarios– relajado y lleno de vida. Te prometes que no volverás a caer en la trampa del trabajo; durante los primeros días hasta te hace gracia el estrés de los demás y sonríes cuando te empuja alguien decidido a subir al autobús primero. Tienes suficiente perspectiva para poder darles a las cosas la importancia que se merecen y comprender que el estrés no tiene sentido. Pero al poco tiempo te das cuenta de que vuelves a tener estrés, tu mente está «contaminada» de nuevo y esa dulce sensación de paz se ha desvanecido. Parece que hiciera un siglo desde que te tomaste las vacaciones, y da la impresión de que el estrés no va a separarse de ti hasta las próximas.

Imagina si cada día pudieras tomarte el tiempo necesario, y encontrar la paz y la tranquilidad necesarias, para descansar y relajarte un poco; un tiempo a solas en el que pudieras poner tus preocupaciones diarias en perspectiva.

Al desarrollar herramientas para acallar el ruido que viene del exterior puedes abrir la puerta al lenguaje de lo «invisible», y la intuición y la inspiración pueden alcanzar preponderancia. La mente no es más que un instrumento al servicio de nuestro ser interior. Se convierte en la forma de proyectar nuestros pensamientos, pero su función acaba ahí.

Acallar el ruido externo

El mundo nos ataca continuamente: la información, la publicidad, las nuevas tecnologías y las relaciones humanas nos llevan a menudo a un estado de caos emocional difícil de manejar. Nuestra cabeza está llena de miles de agravios mayores y menores. Nuestra mente se ve agobiada por estas preocupaciones diarias. Las consecuencias pronto se hacen evidentes: nos olvidamos de dedicarle un tiempo a la relajación, nos olvidamos de reservar unos cuantos minutos todos los días para disfrutar del silencio puro que necesitamos para calmarnos, reflexionar sobre todo lo bello y alzar la vista y admirar la magia del mundo que nos rodea.

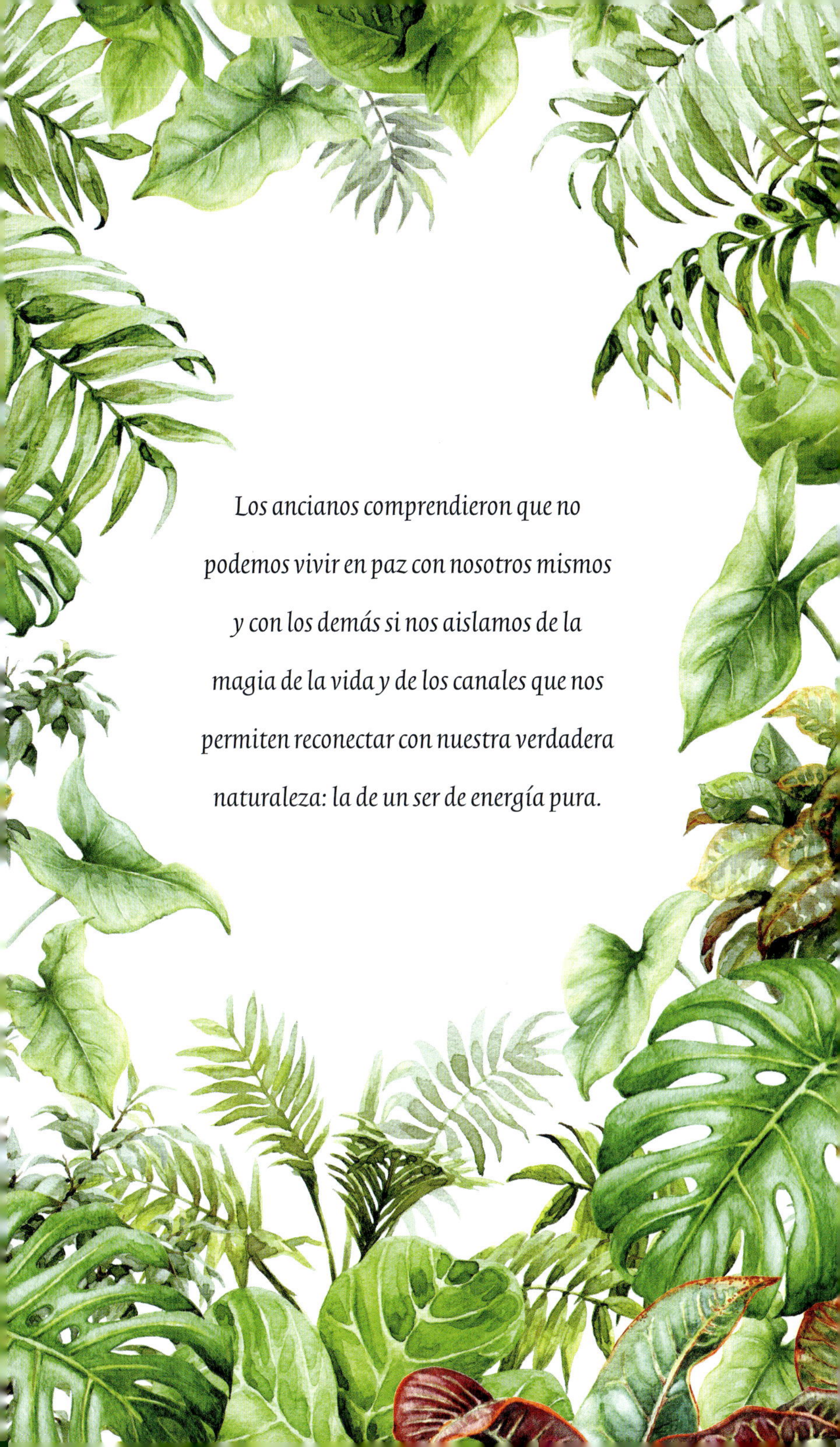

Los ancianos comprendieron que no podemos vivir en paz con nosotros mismos y con los demás si nos aislamos de la magia de la vida y de los canales que nos permiten reconectar con nuestra verdadera naturaleza: la de un ser de energía pura.

Los hawaianos creen que hay espacios privilegiados donde podemos acallar el mundo: la naturaleza y el silencio interior. La naturaleza es un espacio lleno de *mana*.[*] Un gran poder fluye a través de los árboles, los bosques, las plantas, lugares no tocados por la intervención humana. Quizá hayas experimentado cómo un buen paseo, lejos de la ciudad, puede devolverte la calma y la energía. La mayoría lo sabemos instintivamente y buscamos esos momentos.

Cuando decidimos hacerlo, podemos pedirle a la naturaleza que nos dé buenas energías. La naturaleza siempre es generosa y nos dará en abundancia.

Antiguamente, una de las primeras lecciones que se enseñaban a los niños de las islas era la de tener un profundo respeto por todo lo que los rodeaba, en el espíritu unificador de *aloha*. Aprendían a trabajar en armonía con la naturaleza, a recibir todos sus dones. Le ofrecían su atención y respeto; a cambio, ella les ofrecía su generosidad.

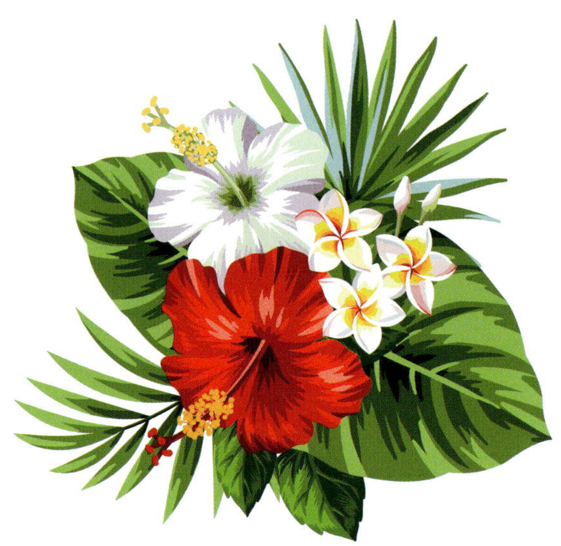

---

* Recuerda que el *mana* es la fuerza que se concentra en ciertas personas, lugares e incluso objetos y que «irradia» sabiduría y poder.

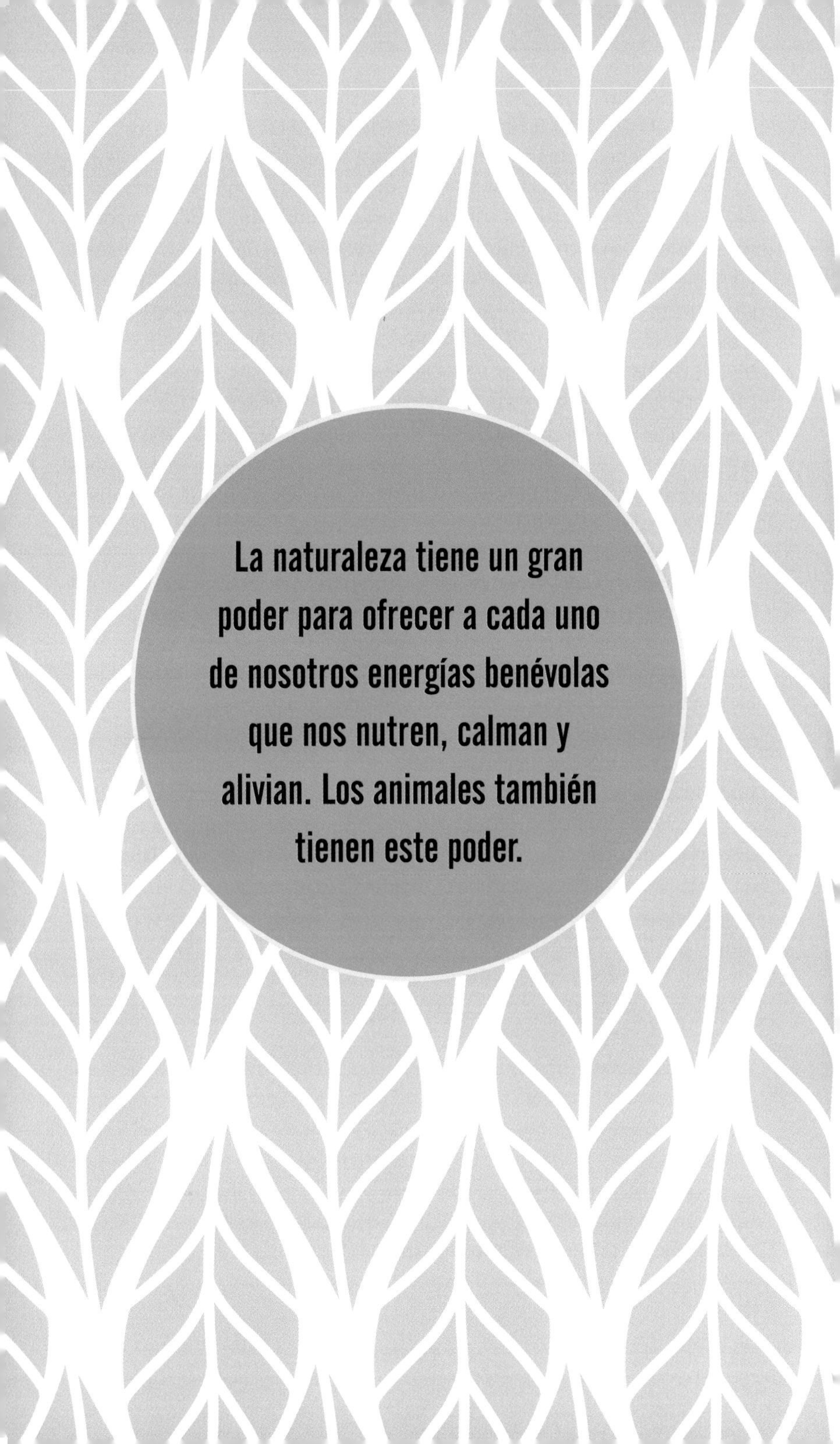

La naturaleza tiene un gran poder para ofrecer a cada uno de nosotros energías benévolas que nos nutren, calman y alivian. Los animales también tienen este poder.

Prestar atención a las señales de la naturaleza

Nana Veary contaba una historia de su infancia que tiene mucho que enseñarnos. Un día, su abuelo necesitaba una nueva canoa, y, como hacía siempre en estos casos, se embarcó en tres días de silencio y ayuno para elevar sus energías y convertirse en uno con la «Fuente», su maestro en la vida. Al final de este tiempo, entró en el bosque para buscar un ave en particular que –según había percibido en su periodo de silencio– lo guiaría al mejor tronco de árbol del que hacer la canoa. Buscó durante dos días hasta que vio un tronco perfecto, pero no había ningún pájaro. En ese mismo momento, un pájaro comenzó a golpear el árbol con su pico, revelando que el tronco estaba infestado de termitas. El abuelo de Nana aceptó la información y entendió que debía seguir al pájaro mientras volaba de árbol en árbol. Dejó que lo guiara durante tres días más. Finalmente, el ave se posó en un árbol y emitió un chillido de satisfacción, indicando al abuelo de Nana que la elección había sido hecha. Entonces, habiendo cumplido su papel, desapareció.[7]

A algunos puede parecerles sobrenatural este tipo de experiencia, y sin embargo a los ojos de los ancianos es muy normal. La naturaleza está ahí para ayudarnos y guiarnos. No es raro, incluso hoy en día, ser testigo de «intercambios» entre un agricultor y sus verduras, un pescador y un pez o un recolector de hierbas medicinales y el bosque. Hombres y mujeres le hablan a la naturaleza, que a cambio les proporciona información. Le agradecen sus dones mientras los extraen de la tierra. No se sienten separados de la naturaleza, sino en perfecta comunión con ella.

Recuerdo mi llegada a la Isla Grande. Me costaba dormir, sola en medio de toda esa naturaleza, que aún me era desconocida. Las noches me daban miedo porque estaban llenas de ruidos y sonidos de arañazos, ¡que mi imaginación multiplicaba! La tercera noche, apareció un gato, llegó a mi cabaña y se acurrucó junto a mi cama. Desde entonces venía cada noche cuando yo ya estaba acostada, y se iba temprano a la mañana siguiente. Se quedaba a mi lado hasta que mi miedo se calmaba. Luego, una noche, simplemente dejó de venir. Había cumplido su parte.

Tal vez tú también hayas tenido la oportunidad de disfrutar de la sabiduría o la protección de la naturaleza en tu vida. La naturaleza puede ofrecernos regalos inesperados, pero debemos elegir escucharla y, sobre todo, mostrarle el respeto que se merece.

Nuestro mejor aliado para escuchar lo que la naturaleza, nuestros guías y nuestra voz interior tienen que decirnos es el silencio. Es imposible escuchar nada si hay una cacofonía dentro de tu cabeza.

LA SABIDURÍA DE LOS ANCIANOS

Cuando te sientas triste, en lugar de darles vueltas a las cosas en tu cabeza, date un paseo por la naturaleza. Tranquiliza tu mente y deja que su energía te cure y te muestre el camino.

Y así es para nosotros la mayor parte del tiempo: nuestras mentes están constantemente llenas de pensamientos que nos impiden escuchar. Pocos de nosotros hemos aprendido a aquietar nuestros pensamientos, a meditar, a relajarnos sin hacer nada y a escuchar nuestra respiración. Ya no sabemos cómo silenciar las voces del mundo.

Los sabios entienden que el silencio les da el poder de conectarse a la «Fuente». Es en el silencio, y solo en el silencio, donde pueden escuchar su orientación. Necesitamos buscar este silencio, porque el mundo nunca se detiene. Depende de nosotros presionar el botón de «pausa». Una vez dominado, este silencio interior puede ser muy poderoso. En el silencio, nuestros canales de energía se abren y algo –nuestro ser interior tal vez– se comunica con todo lo que lo rodea y se une con la energía universal. Puede dar las gracias (la ley de la gratitud), perdonar, amar, sintonizar con el fluir de la vida que circula en su interior. Y nuestro cuerpo lo siente inmediatamente; se calma y disfruta de esta armonía.

Respirar para calmarse

Un ejercicio sencillo para arreglar las cosas cuando hemos «perdido el contacto» es la respiración consciente. En cualquier momento, puedes silenciar todo lo que te rodea para concentrarte en tu respiración, enfocarte en el aire que estás inspirando y espirando en una onda continua. Esta es la mejor manera de entrar en el fluir de la vida. Ahora mismo, sé consciente de la vida que fluye a través de ti: «Estoy aquí y ahora conectado a la vida por mi respiración». Casi invariablemente sentirás una profunda calma que surge de estos pocos minutos robados al mundo. También puedes encontrar que después de un tiempo de practicar regularmente el silencio, empiezas a obtener respuestas, soluciones, nuevas pistas, intuiciones. En este momento es cuando necesitamos aceptar estos pensamientos pasajeros como mensajes de la «Fuente». Confía en ella y sigue sus consejos.

DEJARTE GUIAR POR LA INTUICIÓN Y LA INSPIRACIÓN

La tradición hawaiana da gran importancia al lenguaje de las energías que no pasan por los canales habituales de la mente (análisis, reflexión, juicio, calificación). El ser interior se comunica a través de pensamientos fugaces, a través de «la sensación de que», «un sentimiento de». A menudo nos da «consejos» sobre lo que debemos elegir. Pero hemos de ser capaces de escucharlo y de confiar en seguir su consejo.

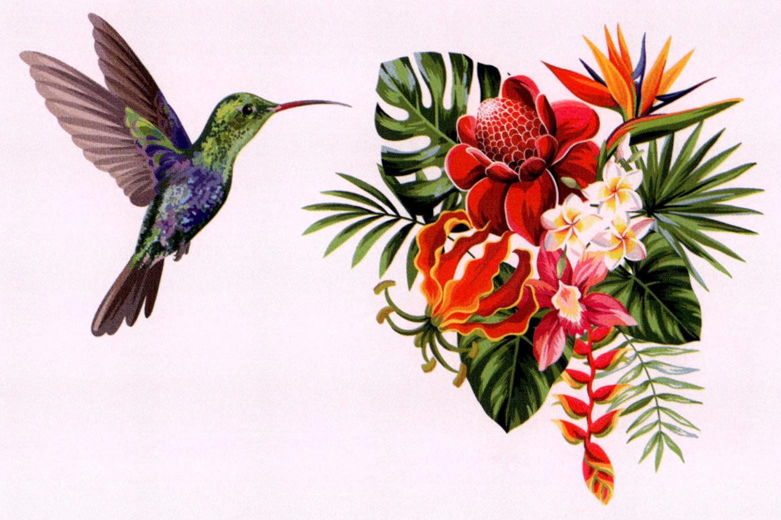

La intuición surge de lo más hondo de nuestros pensamientos y afirma su derecho a ser escuchada.

La energía no tiene nada que ver con el ego, la mente o las emociones recordadas. Si tiene un mensaje que enviarnos, tomará el camino directo, que se traduce en nuestra mente y nuestro cuerpo por una intuición. No tiene explicaciones racionales, no puede resumirse en un proceso consciente. Todo lo que podemos decir es que simplemente está ahí y nos está dando una dirección que seguir. Si la mente es de la misma opinión, todo está bien. En cambio, si la mente piensa de forma diferente, puede haber conflicto.

Entonces, ¿por qué deberías confiar en tu intuición en vez de en tus pensamientos racionales? Una vez más, se trata de una elección que cada uno de nosotros tiene que hacer por sí mismo. Seguir tu intuición significa dejar de lado lo «racional» y elegir otro camino, dictado por el yo energético. Y no siempre es fácil hacerlo.

Puedes tener muchos argumentos racionales a favor de una elección particular y sin embargo encontrar que la intuición te está llevando en una dirección diferente. En asuntos de amor, especialmente, la intuición suele hablar bastante.

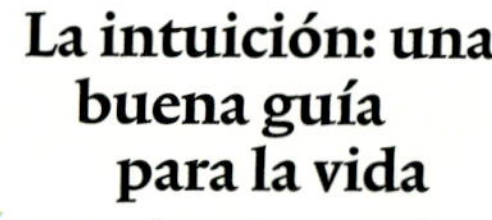

La intuición: una buena guía para la vida

Imagina que has conocido a alguien que parece perfecto para ti. Cuantas más cosas sabes sobre él, más razones tienes para pensar: «Sí, quiero construir mi vida a su lado». Y estás tan necesitada de amor que avanzas con entusiasmo en esa dirección. Tu deseo de no quedarte sola es tan fuerte que decides, inconscientemente, ver solo lo que quieres ver y cerrar tu mente a cualquier señal que pueda indicar un problema en tu relación.

A menudo, tu intuición ya habrá empezado a hablarte, advirtiéndote que «tengas cuidado, te acaba de mostrar que puede ser muy celoso o que necesita dominarte; ¿de verdad estás preparada para aguantar eso?». Pero en ese momento, no estás lista para escuchar a tu intuición y haces oídos sordos: «No, no siento intuitivamente que eso sea cierto, y de todos modos, haré que funcione». Tomas la decisión de no hacer caso de tu instinto y decides abrirle tu corazón a esa persona. Unos meses más tarde, la relación se ha vuelto tan asfixiante que decides romperla.

Seguir tu intuición puede ser una decisión difícil porque quizá tengas que renunciar a lo que quieres. Sea lo que sea, está a tu alcance, pero la intuición dice que no. ¿Deberías escucharla o no?

Los hawaianos tienen absoluta confianza en su intuición porque creen que la energía universal se expresa a través de ella y los guía. Ante los misterios de la vida, aceptan humildemente seguir su intuición, aunque el camino que les proponga parezca muy alejado de lo que quiere su mente. Saben que no ven el panorama completo, así que, con buena voluntad, aceptan que lo que quieren no es siempre lo mejor para ellos. Reconocen que no lo entienden todo; saben que analizar todo e intentar darle sentido es inútil. Así que dejan que el poder invisible de las energías los guíe, y están absolutamente convencidos de que el camino propuesto por su intuición es el correcto, aunque parezca espinoso.

Mantener el rumbo con el *pono*

Vivir permanentemente fuera de sincronía es física y mentalmente agotador. Es como estar de pie sobre una tabla tambaleante: necesitas desarrollar todo tipo de técnicas para evitar caerte. Y sin embargo, eso es lo que hacemos todos los días. Le damos vueltas a la cabeza tratando de encontrarles sentido a nuestras acciones, llegando a compromisos con nosotros mismos y con los demás, decidiendo a qué renunciar. Cualquier medio es bueno, si nos ayuda a reconciliar nuestras ambiciones, nuestros sueños, nuestra vida diaria, nuestras limitaciones, nuestros miedos, nuestros dramas...

¡No es una tarea fácil! Para ayudarnos a mantener el rumbo, el *pono* nos ofrece una ayuda invaluable: los objetivos que nos fijamos, sean cuales sean, los que sabemos que son buenos para nosotros y para los demás, los que nos hacen avanzar. Los hawaianos tienen una palabra para esto: *kiakahi*. Kai Kaholokai, un experto en plantas medicinales hawaianas, es categórico en cuanto a la importancia de fijarse metas que se alineen con el «gran propósito» de la vida.

Es un concepto que puede ser difícil de entender para nosotros, como occidentales, pero la idea es que todos tenemos uno o más *kiakahis*, dones únicos y personales que necesitamos compartir con los demás. Para encontrarlos, solo tenemos que fijarnos en las actividades que nos hacen perder la noción del tiempo. Nos sorprendemos cuando descubrimos que hemos pasado horas haciendo algo que nos hace olvidarnos de nosotros mismos y que el tiempo deje de existir. Puede ser dibujar, ser madre, animar a otros con nuestra alegría de vivir, trepar a los árboles, escribir, dar un masaje, saber escuchar, inventar, compartir conocimientos... Todos tenemos un don que ofrecer. Y el objetivo es avanzar hacia el cumplimiento de esta «tarea», desarrollar este don, y sentir placer al hacerlo.

Tomar medidas que nos acerquen un poco más a nuestro *kiakahi* nos ayuda a mantener el rumbo. Nos anima a seguir adelante sin importar nuestra situación ni lo que pasa a nuestro alrededor.

Nos da la fuerza para continuar en los momentos en que nos sentimos faltos de energía. Saber adaptarse es una gran ventaja. La vida a veces nos lleva por otro rumbo. Según los diferentes encuentros y experiencias, el *kiakahi* puede cambiar. Podemos adaptarnos y redefinir nuestros objetivos, pero el espíritu del *pono* siempre está presente: podemos esforzarnos por algo nuevo que nos llene de una sensación de bienestar.

CULTIVAR LA PODEROSA ENERGÍA DE LA GRATITUD

De la misma manera que nuestro cuerpo físico necesita comida para sobrevivir, nuestro cuerpo energético también necesita «alimento» para desarrollar la fuerza, el poder suficiente para cambiar su realidad.

Sin él, se consumirá y nos quedaremos sin ese poder que tenemos para efectuar cambios en el mundo. Nos veremos forzados a tener que soportar pasivamente los acontecimientos externos porque no contaremos con la fuerza ni las herramientas necesarias para tomar el control de nuestra propia vida.

Intentemos ver las cosas a través de la mirada de los maestros hawaianos: todo en la Tierra está hecho de energía: piedras, animales, plantas, personas... Solo cambia su nivel de vibración. Las piedras tienen el nivel de vibración más bajo (la piedra es densa e inmóvil; no puede modificar conscientemente su realidad), mientras que los humanos tenemos el más alto, lo que nos da el poder de ser conscientes de los mecanismos del universo y, especialmente, el poder de cambiar nuestro entorno. Cada persona vibra a un nivel particular. Es como una tarjeta de identificación de energía que es única para cada uno de nosotros. Los mismos niveles de vibración siempre se atraen entre sí, por lo que a menudo nos encontramos con el mismo tipo de personas, ya que su energía coincide con la nuestra.

Cuanto más rápido, elevado, sutil y transparente sea el nivel de energía, más podremos usar las leyes del universo para mejorar nuestras vidas. Cuanto más denso sea, más tenderemos a sentir que estamos atascados en una vida que no encaja con nosotros y a la que no encontramos salida.

Nuestras limitaciones, nuestras ideas preconcebidas, nuestros recuerdos y nuestro ego a menudo nos alejan de las buenas energías y de ser claramente conscientes del mundo. Para contrarrestar esta tendencia negativa existe una herramienta que demuestra ser muy eficaz: la gratitud.

Para ganar poder y fuerza para nuestra propia vida (*mana*), y conseguir llegar a los demás, los maestros hawaianos nos han aconsejado limpiar todo lo que nos bloquea, proyectar el poder de nuestros pensamientos, escuchar los consejos de nuestro «ser interior» y vivir, momento a momento, en el espíritu del *pono*.

Si estamos completamente cubiertos de ropa de la cabeza a los pies (es decir, limitaciones, recuerdos, juicios y críticas), no podremos disfrutar del sol que calienta nuestros cuerpos. Enseguida nos sentiremos sofocados por el calor y decidiremos ponernos a la sombra. Por otro lado, si nos desnudamos y nos movemos libremente, el sol podrá calentarnos y hacernos bien.

Nuestro interior se vuelve fuerte y lleno de energía cuando cultiva continuamente un sentimiento de gratitud. Sin embargo, para hacerlo, tendremos, una vez más, que cambiar nuestra manera de ver las cosas. Es todo un reto, pero los resultados merecen la pena.

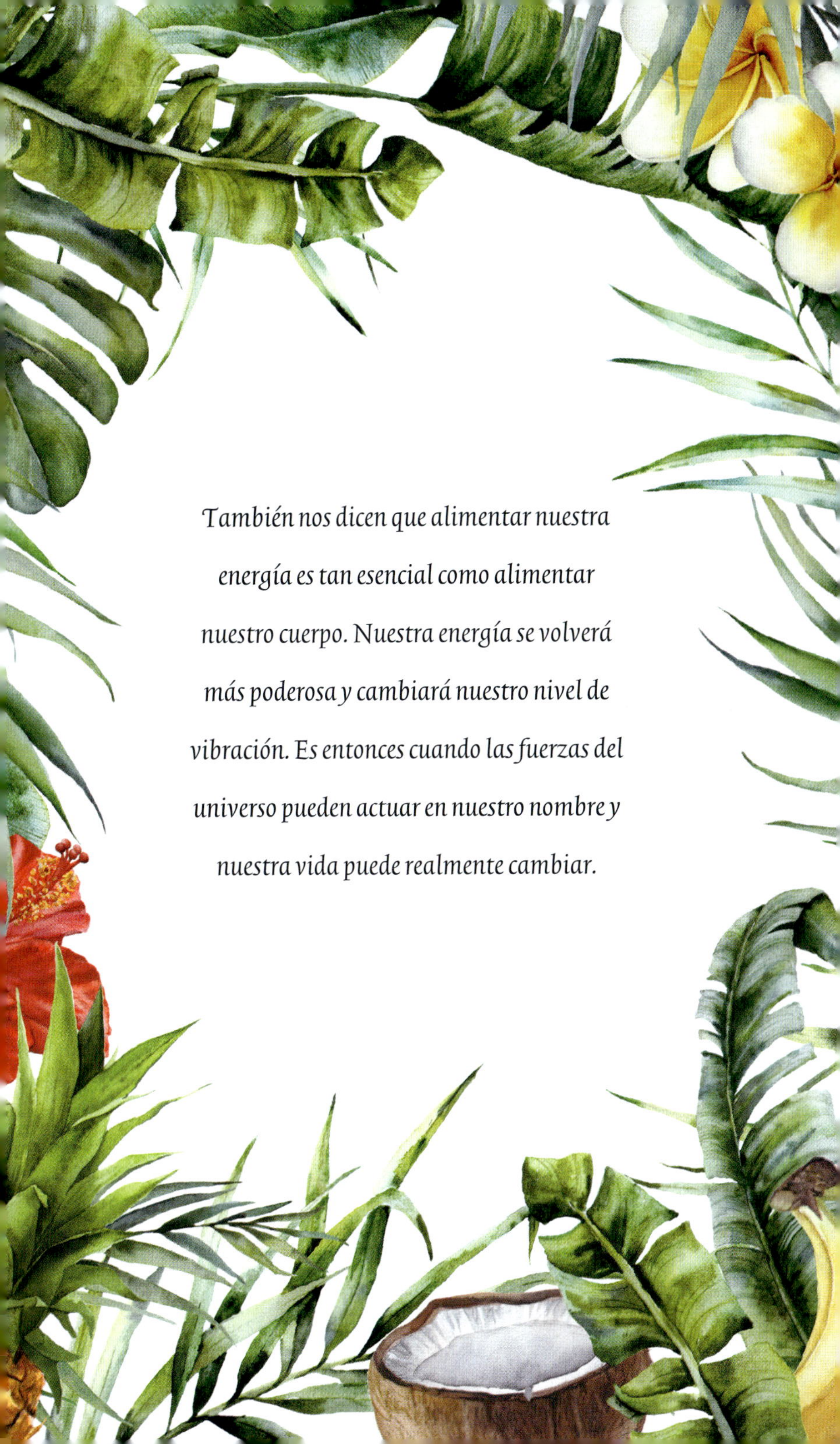

También nos dicen que alimentar nuestra

energía es tan esencial como alimentar

nuestro cuerpo. Nuestra energía se volverá

más poderosa y cambiará nuestro nivel de

vibración. Es entonces cuando las fuerzas del

universo pueden actuar en nuestro nombre y

nuestra vida puede realmente cambiar.

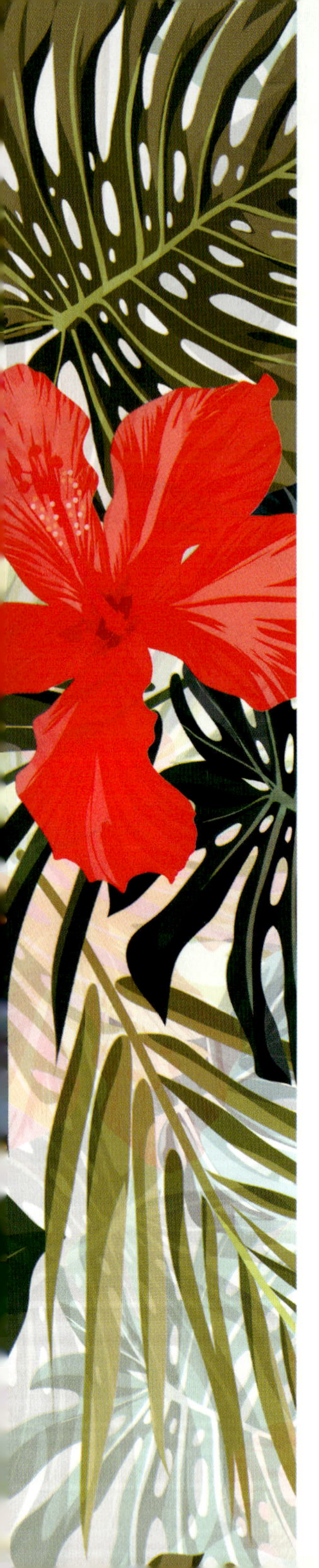

Conectarte con lo que te hace bien

La gratitud trae alegría al corazón. Si dices «gracias» sin ponerles ningún sentimiento a tus palabras, pierden su poder. Por otro lado, si la palabra se une a los sentimientos, se liberará energía que nutrirá inmediatamente tu cuerpo energético.

Agradece haber recibido ayuda

para dar el primer paso.

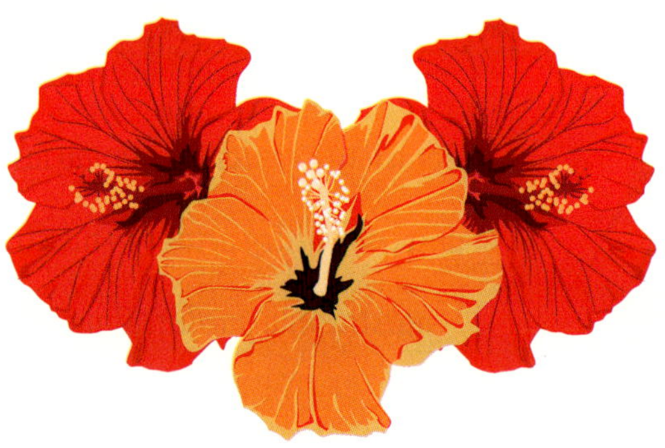

Estar conscientemente agradecido se convierte en una meta diaria, y muchos hawaianos que viven en el espíritu del *pono* dedican unos minutos al día para agradecer a la vida sus numerosos regalos.

HO'OPONOPONO

La profesora de danza hawaiana (*hula*) Pattye Kealohani Wright nos explica su perspectiva:*

«Es mi responsabilidad dar mi energía al pensamiento positivo. ¡Nunca critico a mi cuerpo!... Ser negativa y crítica con el cuerpo que tengo es contraproducente para mi salud y bienestar general. Cualquier pensamiento de desprecio hacia mí misma... quedará registrado en mis células como una verdad. El odio se alojará en ellas y con el tiempo creará enfermedad. Sé con seguridad que la gratitud es la fuerza más importante y poderosa que existe. Sé que si empiezo cada día con gratitud, todo mi día se convierte en un buen día. Empiezo por apreciar esta magnífica máquina que es mi cuerpo. Continúo dando las gracias a mis piernas fuertes y a mis buenos pies. Expreso mi gratitud por estas manos que tanto se esfuerzan.

»Bendigo mi corazón, que ha estado trabajando para mí desde antes de hacer mi entrada en este plano terrestre. Expreso mi gratitud por mis pulmones que me proporcionan un aliento de vida tanto si estoy despierta como dormida. Expreso mi gratitud por todos mis preciosos órganos, uno por uno, que trabajan día y noche para mantener mi vida. Sé con certeza que este aprecio y gratitud positivos curan y reparan mi cuerpo».[8]

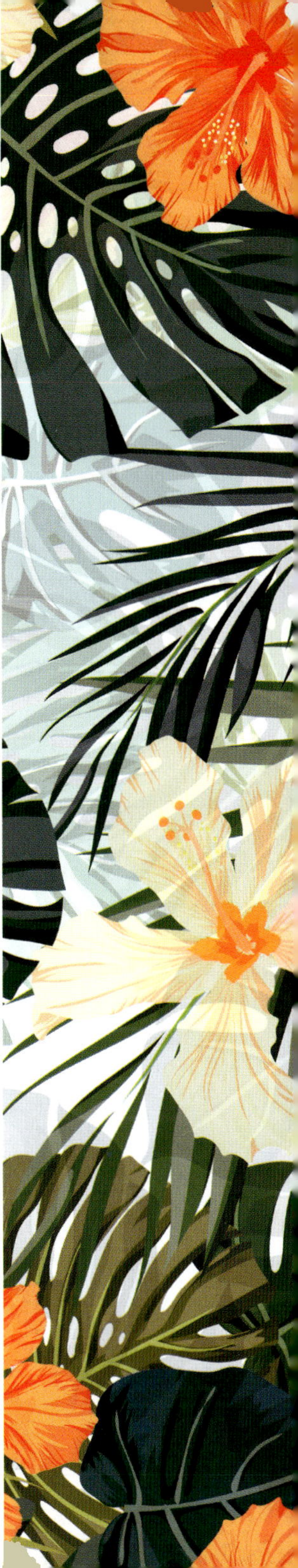

____

* Tomado de su artículo «Things I know for sure» [Cosas que sé con seguridad], publicado en su sitio web www.realhula.com/things-i-know-for-sure. Consultado en febrero de 2019.

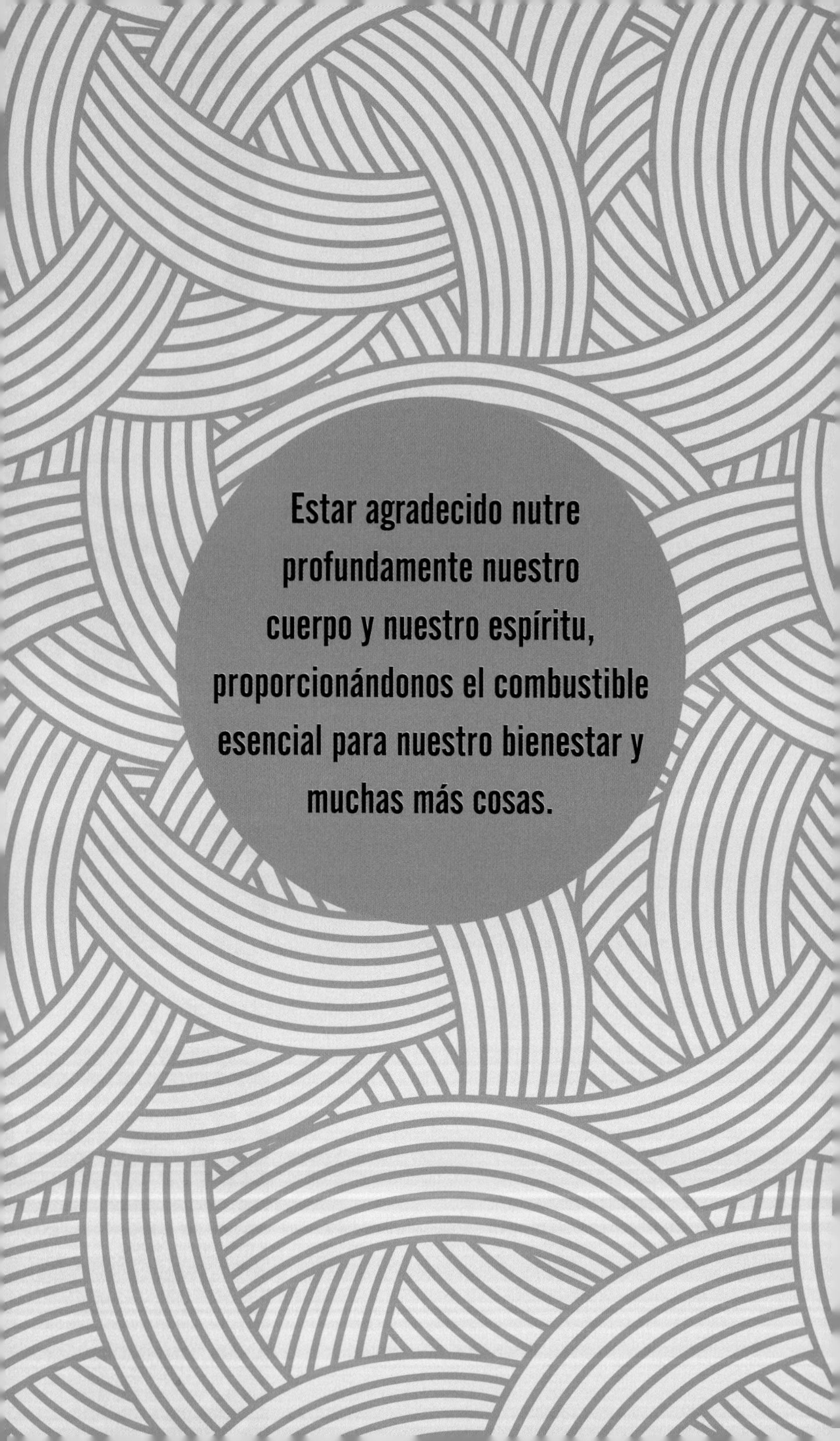

Estar agradecido nutre
profundamente nuestro
cuerpo y nuestro espíritu,
proporcionándonos el combustible
esencial para nuestro bienestar y
muchas más cosas.

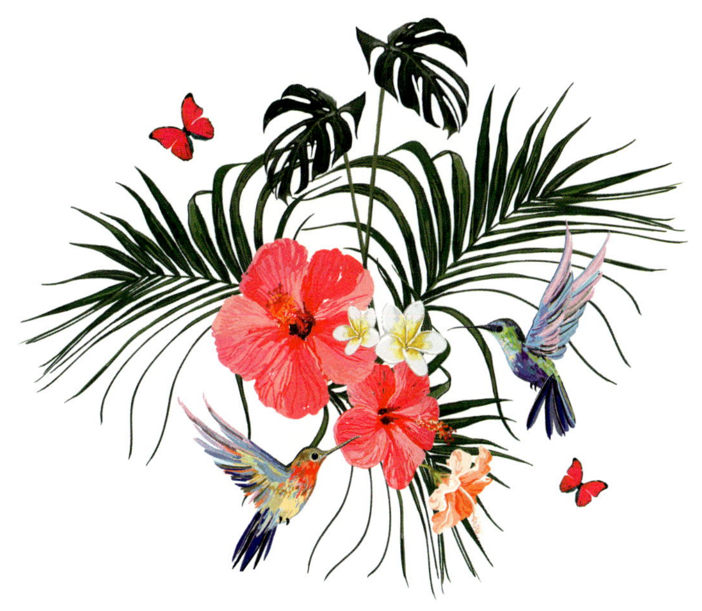

¿Por qué no empezar por agradecer cada mañana lo que tienes: tu familia, tu pareja, tu salud, tus amigos, tus hijos, tu casa? Cualesquiera que sean las circunstancias de nuestra vida, todos tenemos algo por lo que regocijarnos. Expresa verbalmente esta nueva consciencia: «Gracias por...». Déjate envolver por estas palabras y frecuentemente descubrirás que estás empezando a sonreír, y que sientes todo tu cuerpo más ligero y vibrando con una energía que no puedes ver pero sientes en lo más profundo de tu ser. Y sí, es una sensación cálida y agradable.

No hace falta que busques mucho: desarrollar el poder de la gratitud a menudo comienza con el agradecimiento por lo más insignificante. Fíjate en las cosas que te dan motivos para ser feliz, luego expresa tu agradecimiento y apreciación, alto y claro. Declara tu gratitud, también, por las futuras experiencias que has solicitado, como si ya las estuvieras viviendo. Hazlas «vibrar» en ti antes de que hayas visto su manifestación.

¡Lo más sorprendente de todo esto es que cuanto más

vibramos con el sonido de la gratitud, más razones para

regocijarnos descubrimos en nuestras vidas!

Desarrollar la gratitud para apoyar los cambios en nuestras vidas

Sin gratitud, tenemos poco o ningún poder para influir en el mundo y cambiar nuestra realidad. Al usar nuestra mente para desarrollar una actitud positiva en todas las circunstancias, creamos el poder que necesitamos para cambiar. Cuando cultivamos la gratitud, creamos vibraciones positivas a través de nuestros pensamientos que atraerán más circunstancias positivas a nuestras vidas.

Cada día puede convertirse en una oportunidad para dar las gracias al universo: la sonrisa de un desconocido cuando te enfrentas a un problema, un amigo que te tiende la mano, una flor que se abre camino entre dos losas de pavimento, una canción que «por casualidad» te llega al oído justo cuando te sentías melancólico. Solo tenemos que prestar atención para descubrir oportunidades de agradecimiento. Y cuanto más agradeces, más se abre tu corazón a los regalos de la vida.

Si este ejercicio parece difícil, ignora todas las razones para no hacerlo y limítate a «actuar como si» estuvieras agradecido. Obliga a tu mente a tomar otro rumbo, escribe dos o tres «gracias» que parezcan fáciles, léelos en voz alta y repite el ejercicio al día siguiente. Llegará el día en que ya no necesitarás el papel: te sentirás invadido por un sentimiento de gratitud y te sorprenderá descubrir que tienes un montón de razones nuevas para alegrarte. A medida que cultives este precioso sentimiento, todo tu cuerpo comenzará a vibrar con una energía que atraerá nuevas experiencias positivas y constructivas a tu vida.

El objetivo es buscar continuamente y con perseverancia esa vibración particular que nos ayudará a construir un futuro mejor, porque cuanto más cultivemos la gratitud, más destarraremos los pensamientos negativos de nuestra mente. La alegría finalmente tendrá espacio para expresarse. La mente consciente comenzará entonces a despertar a los beneficios de las demás leyes del universo: aceptación, perdón y manifestación. Recuerda: la energía se ve atraída hacia aquello a lo que prestas atención. Si tu atención se centra en lo positivo, en la gratitud, el canal estará abierto para que experiencias similares sean atraídas hacia ti. Así es como funcionan las leyes invisibles del universo.

La parte más difícil no es estar agradecido por lo que ya tenemos o por lo que por naturaleza es bueno, sino agradecer lo que aún no hemos recibido y, sobre todo, aquello que no nos gusta. Puede parecer extraño estar agradecido por las dificultades, pero la sabiduría hawaiana afirma que es algo bueno. Dado que todo sucede por una razón que ayuda a nuestro ser interior a madurar (aunque no lo entendamos), son tan útiles las situaciones difíciles como las agradables. Confiar en el universo y estar agradecido a la experiencia que nos brinda es la mejor manera de convertirla en algo útil sobre lo que reflexionar. Si lo haces, probablemente nunca tendrás que repetir la experiencia porque habrás aprendido la lección.

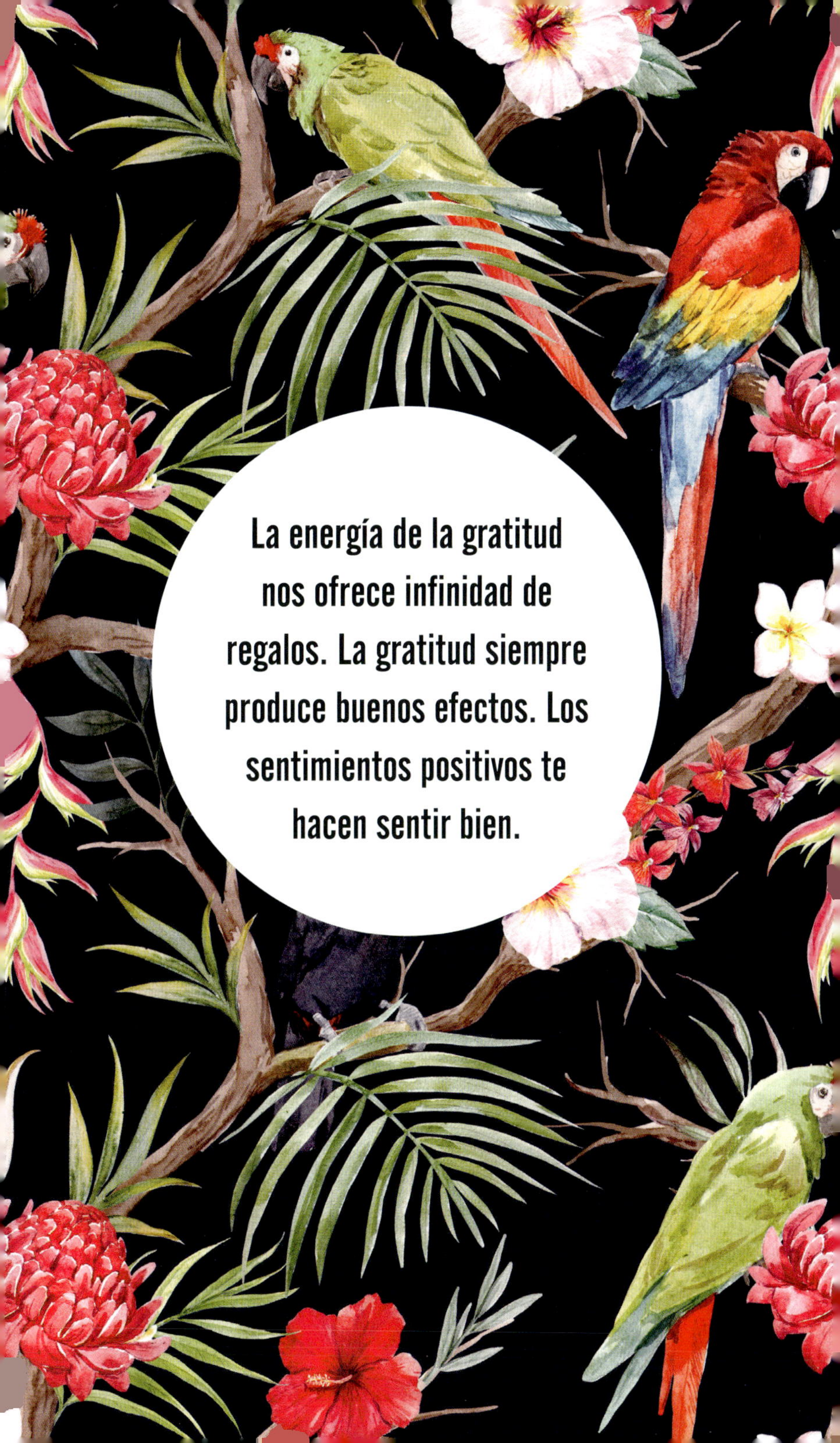

La energía de la gratitud nos ofrece infinidad de regalos. La gratitud siempre produce buenos efectos. Los sentimientos positivos te hacen sentir bien.

La gratitud te brinda más motivos para estar agradecido en tu vida, porque has atraído aún más razones para ser feliz. El universo está respondiendo a tu vibración.

Mantener ese sentimiento de gratitud también ayuda a tu cuerpo a luchar contra las agresiones externas contribuye a que produzca endorfinas –hormonas de la felicidad– y a luchar contra el estrés, y calma el corazón.

Te permite ver cambios en tu realidad más rápidamente. Los maestros hawaianos dicen que trabajar para la manifestación de una experiencia solicitada, sin expresar alegría y gratitud por haberla recibido ya, impedirá que se haga

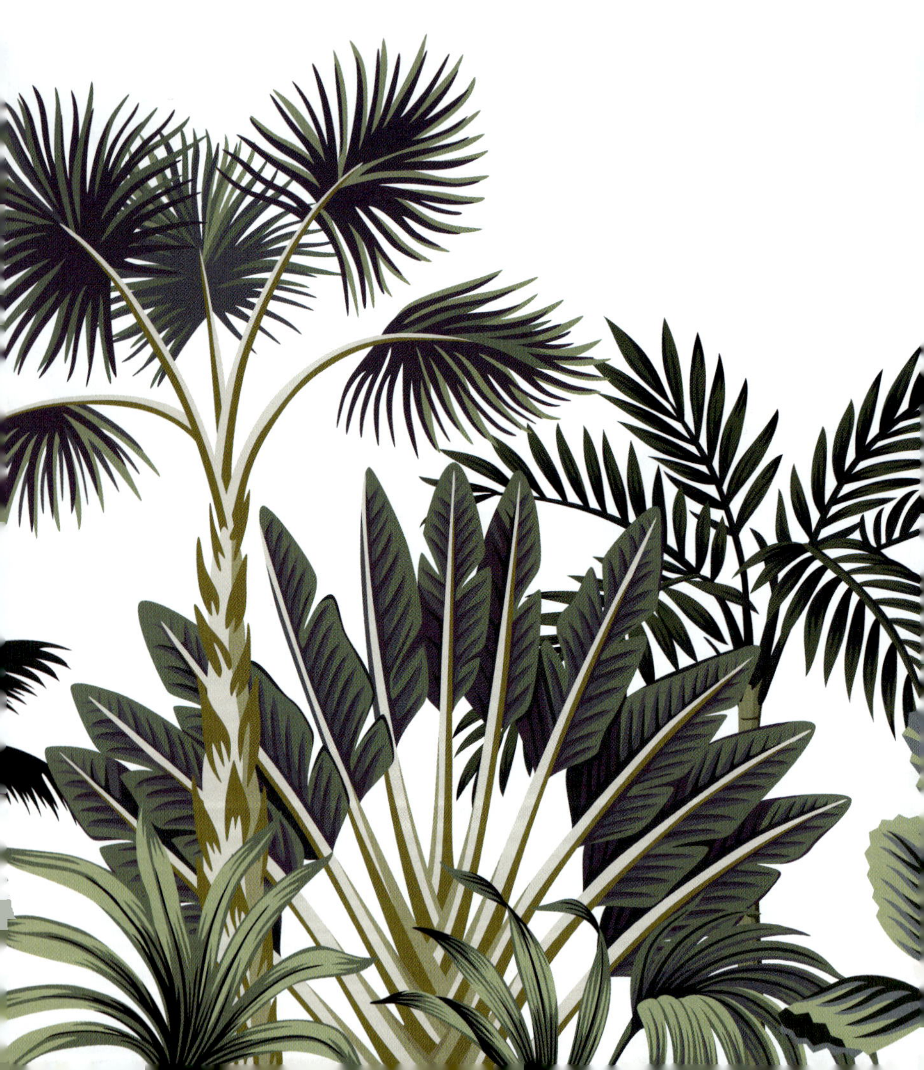

realidad. Pero cuando expresamos un deseo con el corazón agradecido, esto actúa como un imán, atrayendo su realización. Una vez más, notarás los efectos en tu vida cotidiana si intentas el experimento de la gratitud durante unas semanas. Si notas que tu corazón, tu cuerpo y tu vida se sienten mejor, continúa con esta práctica, da gracias por los cambios a los que ha dado lugar ¡y espera más!

A todos nos hace falta recordar una simple regla sencilla de las leyes del universo: si queremos alegría en nuestra vida, tenemos que darla. Si queremos amor, tenemos que dar amor. Lo que los ancianos parecen decirnos es que se trata de un intercambio. Hemos de desempeñar un papel importante.

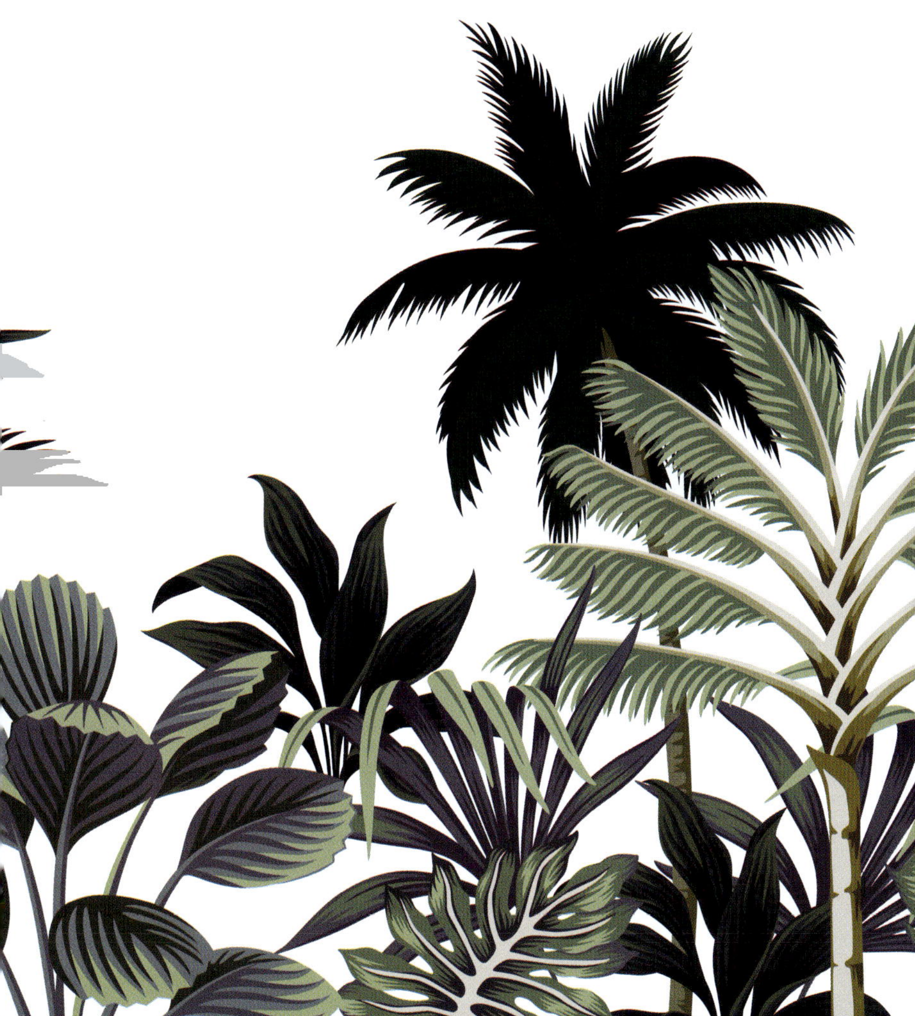

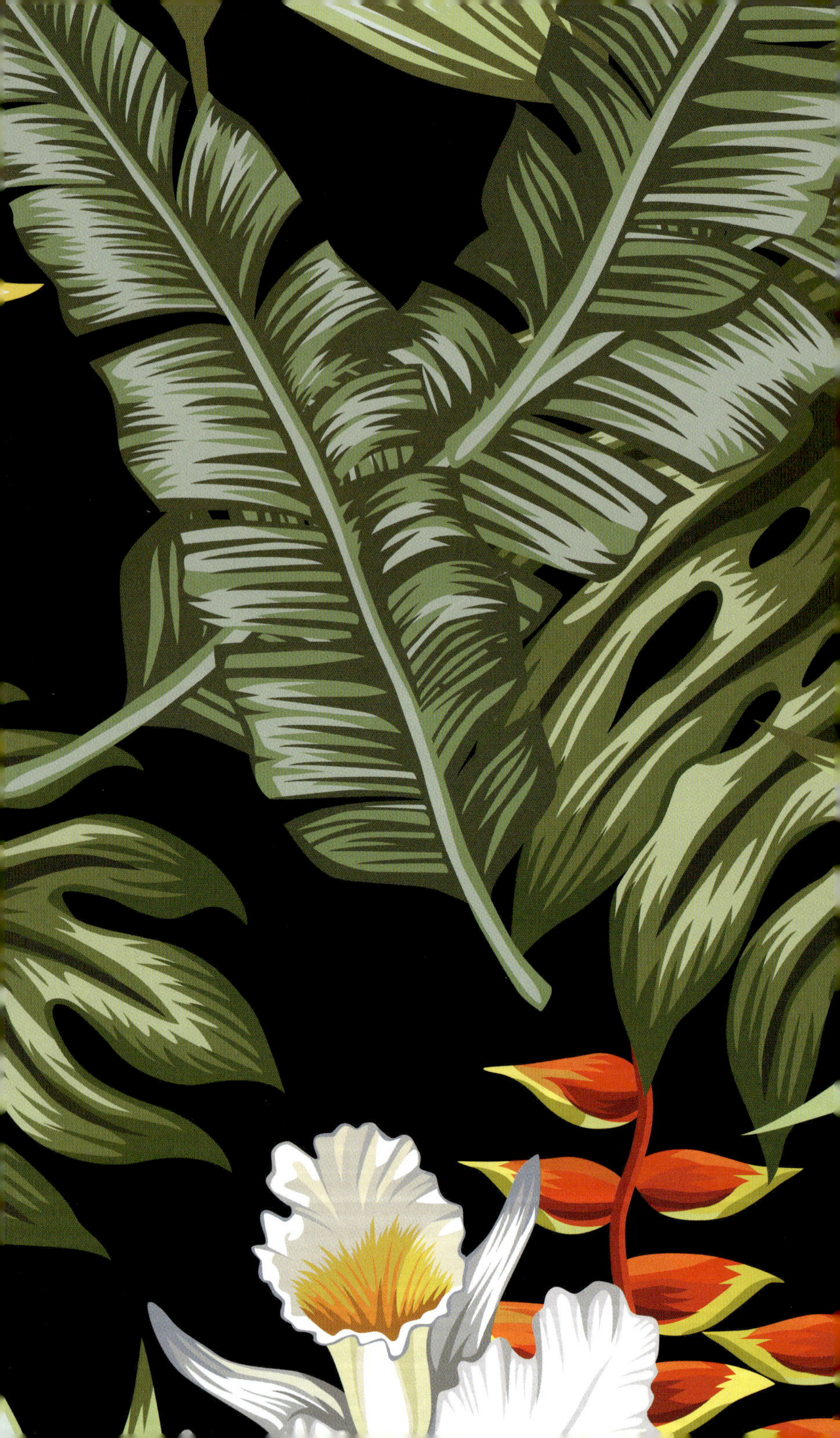

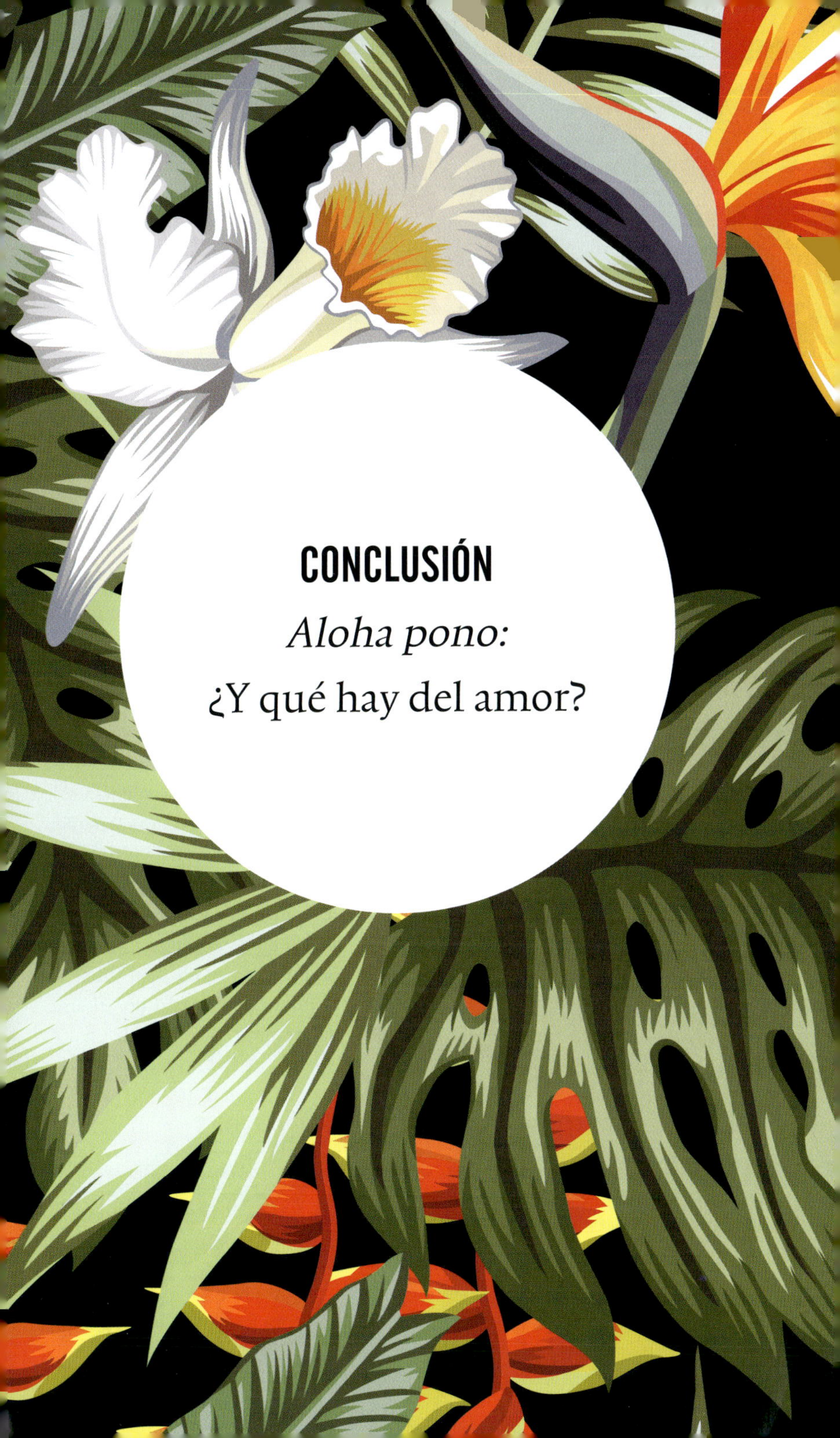

CONCLUSIÓN
Aloha pono:
¿Y qué hay del amor?

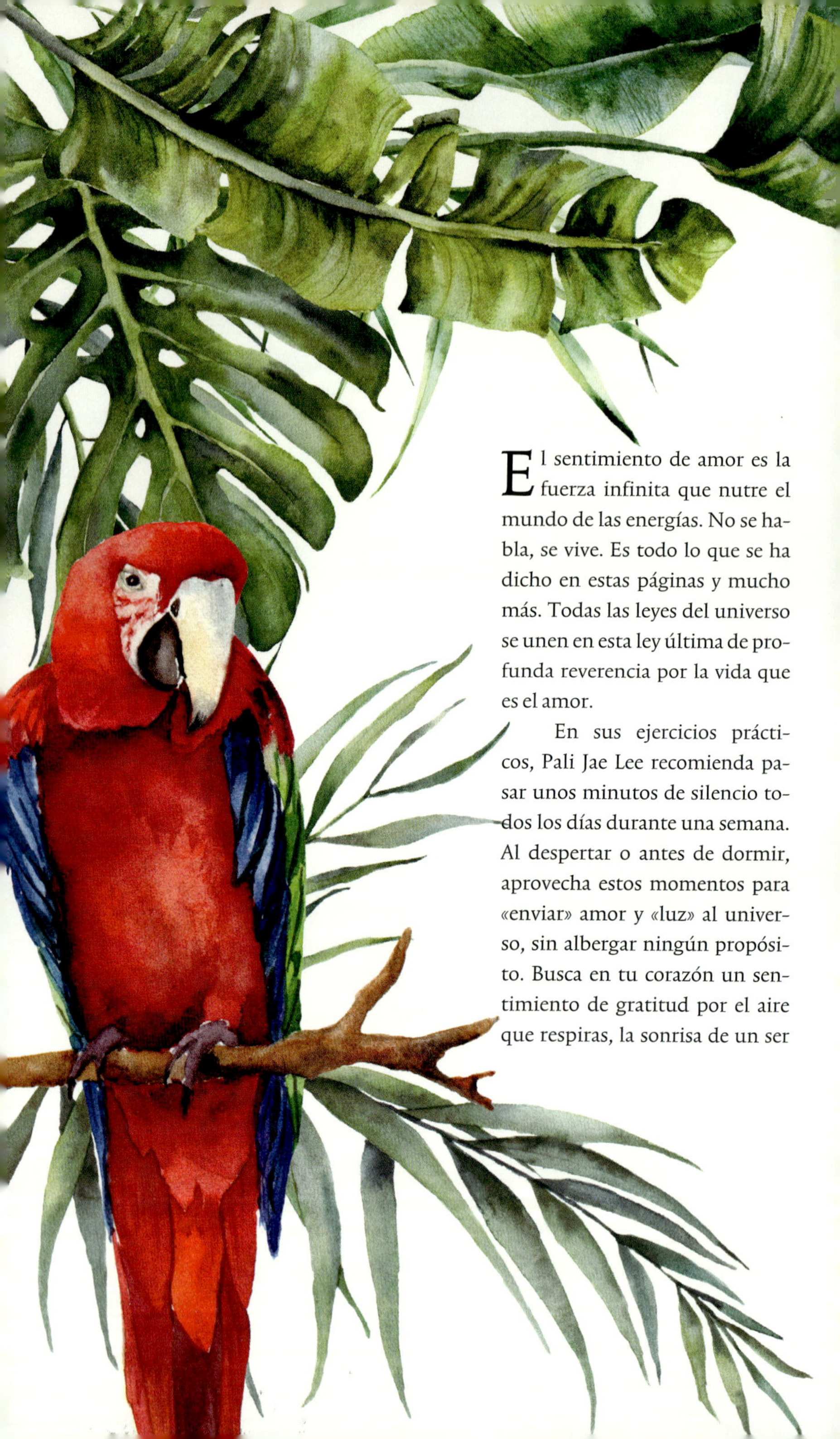

El sentimiento de amor es la fuerza infinita que nutre el mundo de las energías. No se habla, se vive. Es todo lo que se ha dicho en estas páginas y mucho más. Todas las leyes del universo se unen en esta ley última de profunda reverencia por la vida que es el amor.

En sus ejercicios prácticos, Pali Jae Lee recomienda pasar unos minutos de silencio todos los días durante una semana. Al despertar o antes de dormir, aprovecha estos momentos para «enviar» amor y «luz» al universo, sin albergar ningún propósito. Busca en tu corazón un sentimiento de gratitud por el aire que respiras, la sonrisa de un ser

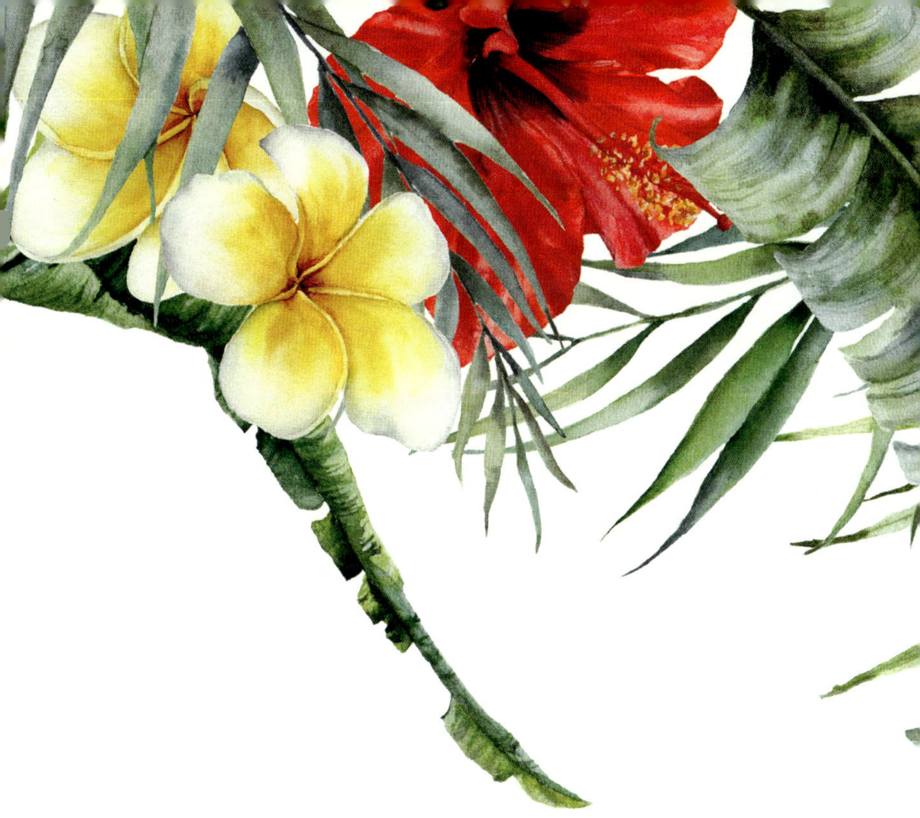

querido, la belleza de un paisaje. Todo lo demás –todas las preocupaciones e inquietudes de la vida diaria– puede esperar unos minutos.

¿No es ese un buen lugar para empezar?

A lo largo de los tiempos, los sabios de Hawái, los ancianos, han hablado y contado historias sobre la senda de las leyes del universo.

Creen que cuanto más elijamos vivir en *pono* –en armonía y con justicia, respeto y amabilidad–, más rica, abundante y pacífica será la vida.

Nos han dado algunas herramientas para ayudarnos a desempeñar nuestro papel. Nos han guiado hacia una nueva perspectiva del mundo que nos rodea. Hoy en día, los *kumus* siguen transmitiendo este precioso mensaje: vivir cada momento con un profundo respeto por la vida.

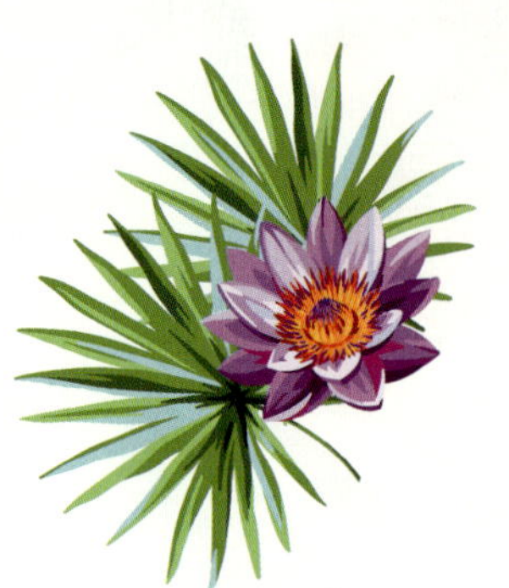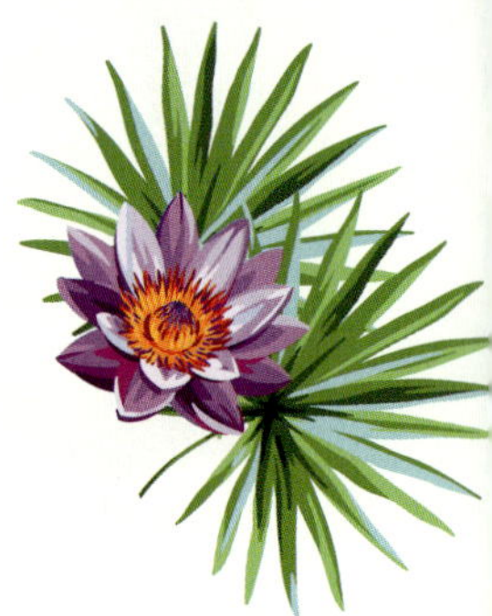

El *pono* es una forma de abundancia y no resistencia.

Sé «uno» con el momento presente.

Espera siempre lo mejor.

No juzgues nada; agradece siempre.

Inspírate y escucha tu voz interior.

Antes de cerrar este libro, deja que los ancianos se reúnan de nuevo y te susurren suavemente al oído:

«Sé *pono*, sé paciente, acepta que no eres perfecto y protege tu paz interior. Fluye con la vida. Acepta a los otros, que, igual que tú, no son perfectos. Desarrolla la confianza. Pasa tiempo en la naturaleza. Siempre espera lo mejor y, sobre todo, cuida de ti mismo y de los demás».

NOTAS

1. Pali Jae Lee, *Ho'opono: The Hawaiian Way to Put Things Back into Balance* (Honolulu: Island Massage Pub., 2007).

2. Nana Veary, *Change We Must: My Spiritual Journey* (Honolulu: Institute of Zen Studies; Vancouver, B.C.: Water Margin Press Ltd, 1989), p.22.

3. Dra. Candace B. Pert, *Molecules of Emotion: Why You Feel the Way You Feel* (Londres: Simon & Schuster, 1998).

4. Caroline Myss, *Anatomía del espíritu: La curación del cuerpo llega a través del alma* (Barcelona: B de Bolsillo, 2018).

5. Dra. Candace B. Pert. *Molecules of Emotion: Why You Feel the Way You Feel* (Nueva York City/Londres: Simon & Schuster, 1999).

6. Veary, *Change we must.*

7. Íbid.

8. Pattye Kealohani Wright, «Things I know for sure», (www.realhula.com/things-i-know-for-sure, consultado en febrero de 2019).

BIBLIOGRAFÍA

Lise Bourbeau, *Obedece a tu cuerpo: ¡ámate!*, Málaga: Editorial Sirio, 2017.

R. Makana Risser Chai (ed.), *Na Mo'olelo Lomilomi: The Traditions of Hawaiian Massage and Healing*, Honolulu: Bishop Museum Press, 2005.

Hawaii State Archives - Digital collection.

Nancy S. Kahalewai, *Hawaiian Lomilomi: Big Island Massage*, Honolulu: Island Massage Pub., 2005.

Pali Jae Lee, *Ho'opono: The Hawaiian Way to Put Things Back into Balance*, Honolulu: Island Massage Pub., 2007.

Pali Jae Lee y Koko Willis, *Tales from the Night Rainbow: The Story of a Woman, a People and an Island*, Honolulu: Night Rainbow Publishing Co, 1990 Manoa Library, University of Hawaii.

Caroline Myss, *Anatomía del espíritu: la curación del cuerpo llega a través del alma*, Barcelona: B de Bolsillo, 2018.

Dra. Candace B. Pert, *Molecules of Emotion: Why You Feel the Way You Feel*, New York/London: Simon & Schuster, 1999.

Mary Kawena Pukui y Samuel H. Elbert, *Hawaiian Dictionary*, Honolulu: University of Hawaii Press, 1986.

David Servan-Schreiber, *Curación emocional: Acabar con el estrés, la ansiedad y la depresión sin fármacos ni psicoanálisis* , Barcelona: Kairós, 2010.

David Servan-Schreiber, *Not the Last Goodbye: Reflections on Life, Death, Healing and Cancer*, Londres: Macmillan, 2011.

Kahuna Harry Uhane Jim y Garnette Arledge, *Wise Secrets of Aloha*, San Francisco: Weiser Books, 2007.

Nana Veary, *Change We Must: My Spiritual Journey*, Honolulu: Institute of Zen Studies; Vancouver, B.C.: Water Margin Press, Ltd, 1989.

ÍNDICE TEMÁTICO

ACERCA DE LA AUTORA

Carole Berger es *coach* y profesora de masaje hawaiano. Estando de vacaciones en Hawái hace tiempo, descubrió la filosofía del *pono* y se quedó en la isla durante cuatro años. Allí se formó con algunos de los más grandes maestros hawaianos, y ahora enseña *pono* en su forma original, tal y como se practicaba en tiempos ancestrales.

AGRADECIMIENTOS
Créditos de las imágenes

ShutterstockphotoInc. 1 Faenkova Elena; 8 Daiquiri; 9–11 Daiquiri; 12–13 good—mood; 14–15 NataliaKo; 16–17 ChoChe; 21 Lisla; 22–4 fixeroo; 25 (parrot) Daiquiri; 25 (flowers) wikki; 29 (flowers) wikki; 29 (fronds) PurpleBirds; 30–1 AKV; 33 Asakura1101; 34 DianaFinch; 35 elic; 36 Adam Fahey Designs; 37 Antoniu; 39–40 Helen Lane; 44–6 berry2046; 47 Meranna; 49 IgorAleks; 51 ugina; 54–5 LOGUNOVA ELENA; 57 Polina Valentina; 60–1 LOGUNOVA ELENA; 63 mystel; 64 Hanna Kh; 65–7 hoverfly; 68 Meranna; 70 De-V; 72 (background) MattheW-RK; 75 ussr; 76–7 Yuliya Derbisheva VLG; 79 rendix—alextian; 83 Solveig; 84 Yuliya Derbisheva VLG; 85 Ramona Kaulitzki; 88 MattheW-RK; 89 Daiquiri; 92–3 Anastasia Barre; 95 Ms Moloko; 96–100 Ola-la; 101 Hamara; 102 wikki; 105 NataliaKo; 108 Yuliya Derbisheva VLG; 111 Artlusy; 112–16 Nopchin design; 117 Ramona Kaulitzki; 120–1 belander; 123 Gringoann; 124–5 VerisStudio; 126 Mangata; 127 good—mood; 128–9 Ms Moloko; 131 Yuliya Derbisheva VLG; 133 Val—Iva; 135 Mangata; 137 eatkjw; 139 Daiquiri; 143 Yuliya Derbisheva VLG; 144–5 Ms Moloko; 146 De-V; 147 Hanna Kh; 149 Anastasia Lembrik; 150–1 good—mood; 152–3 berry2046; 154-5 Yuliya Derbisheva VLG.

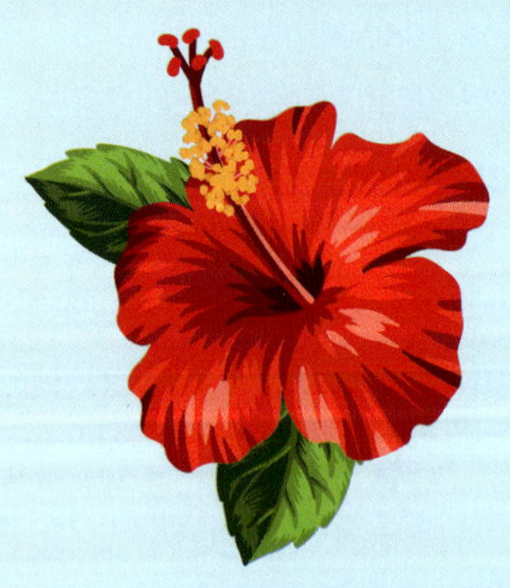